LES LETTRES D'ESTHER

Cécile Pivot est journaliste et écrivaine. Elle a publié un récit consacré à son fils autiste intitulé *Comme d'habitude*, un essai, *Le Papotin, trente ans d'écrits libres et atypiques*, ainsi que trois romans, *Battements de cœur*, *Les Lettres d'Esther* et *Mon acrobate*, tous aux éditions Calmann-Lévy. Elle a également signé un essai à quatre mains avec son père Bernard Pivot, *Lire !*

Paru au Livre de Poche :

BATTEMENTS DE CŒUR
COMME D'HABITUDE

Avec Bernard Pivot :
LIRE !

CÉCILE PIVOT

Les Lettres d'Esther

ROMAN

CALMANN-LÉVY

ISBN : 978-2-253-93487-5 – 1re publication LGF

Pour mes parents

Esther

Rien ne s'est passé comme je l'avais prévu. J'aurais pu m'en douter après notre réunion à Paris, la seule fois où nous nous sommes rencontrés. Ils ne s'étaient pas inscrits à mon atelier d'écriture épistolaire avec l'intention que je leur prêtais, faire des progrès en écriture. Pas seulement, en tout cas. Cet atelier était leur bouée de sauvetage. Il allait les sauver de l'incompréhension, d'un deuil qu'ils ne faisaient pas, d'une vie à l'arrêt, d'un amour mis à mal. Quand j'en ai pris conscience, il était tard, j'étais déjà plongée dans l'intimité et l'histoire de chacun d'eux. Mais, après tout, n'était-ce pas, après la mort de mon père, une bouée de sauvetage pour moi aussi ?

Je me suis surestimée. J'ai pensé qu'ils souhaiteraient tous correspondre avec moi, seul Jean en a éprouvé le désir ; que je saurais faire preuve de fermeté, il n'en a rien été avec Samuel, qui a refusé un deuxième correspondant ; qu'ils seraient avides de mes conseils, ils ne m'écoutaient que d'une oreille, avaient d'autres chats à fouetter.

Je ne sais plus à quel moment exactement j'ai décidé de réunir notre correspondance pour en faire un livre. Après l'exercice des monologues, je crois. Excepté Juliette, qui a hésité avant d'accepter, Jeanne, Samuel, Jean et Nicolas m'ont donné leur accord sans hésiter, à condition que leurs prénoms soient modifiés. Samuel, lui, a tenu à conserver le sien.

En vue de leur publication, j'ai corrigé les lettres, je les ai lissées, pour ainsi dire, mais j'ai tâché d'en préserver le style. Samuel se moque des répétitions, Juliette a du mal avec les liaisons (à l'image des problèmes qu'elle rencontrait pour lier le passé au présent ?), Nicolas a son franc-parler (le même que dans la vie), Jeanne aime les interjections, Jean les adverbes.

Pour plus de lisibilité, j'ai précisé en haut de chaque lettre les noms des correspondants et de leur destinataire.

Je voulais que ce livre se termine avec le plus jeune d'entre nous, Samuel. Qu'il ait le dernier mot. D'abord, parce que j'apprécie son intelligence intuitive et sa sensibilité, qui transparaissent dans son écriture. Ensuite, parce que lui et moi nous ressemblons par certains aspects. Nous ne parvenions pas à faire le deuil de nos disparus et une absurde culpabilité pesait sur nos épaules. Enfin, parce que personne n'aurait pu imaginer qu'il évoluerait de cette façon en quelques mois, qu'il prendrait sa vie à bras-le-corps avec tant de spontanéité et de générosité. Jean, lui aussi, s'est donné les moyens de changer le cours de son existence. Je veux croire que l'atelier d'écriture a été leur meilleur allié. Qu'il est tombé à point nommé.

J'ai quarante-deux ans, je m'appelle Esther Urbain.

Petite annonce

Je n'étais ni auteure ni professeure. Il allait me falloir rassurer les postulants sur ma légitimité. Je comptais faire appel à mon expérience de documentaliste sur des recueils épistolaires, leur citer mes préférés, *Correspondance* de François Truffaut et *Lettres à Lou* de Guillaume Apollinaire. Leur parler, aussi, des ateliers d'écriture que j'organisais à Lille dans ma librairie C'est à Lire, le soir après la fermeture, animés par des écrivains du Nord. Avec un sujet comme la correspondance épistolaire, je craignais de n'attirer que des vieux esseulés, qui profiteraient de l'occasion pour exhumer de leurs tiroirs leur papier à lettres jauni et dérouler leurs souvenirs, sans souci de l'autre et de la conversation.

J'avais une idée assez précise de la manière dont je voulais que fonctionne mon atelier. Le 5 janvier 2019, l'annonce, que j'avais mise en ligne quelques jours plus tôt sur le site de ma librairie, a paru dans quatre quotidiens régionaux. Pour plus d'impact, on m'avait proposé une « offre couplée » quand j'avais appelé le service publicité de *La Voix du Nord* : « Apprenez à mettre en forme vos pensées, à raconter une histoire et à parler de vos émotions en vous inscrivant à un atelier d'écriture consacré au genre épistolaire. Possibilité d'y participer quel que soit votre lieu de résidence. Du 4 février au 3 mai 2019. »

J'ai reçu une vingtaine de réponses. Les candidats étaient de tous âges, un peu plus d'hommes que de femmes. À chacun, j'ai déroulé le même discours, Esther Urbain, libraire à Lille, documentaliste et correctrice pour l'édition, spécialisée dans les correspondances. Je les ai prévenus que j'animais un atelier d'écriture pour la première fois et que mon rôle consisterait, tout en respectant leur personnalité, à travailler leurs textes avec eux, notamment en les aidant à trouver le mot juste et à donner du rythme à leurs phrases. Pour cela, il me faudrait avoir accès à leurs courriers. Je prévoyais une rencontre à Paris le mois suivant, qui serait probablement la seule, puisque je comptais leur faire un retour par téléphone ou par mail à chaque nouvelle lettre.

La réponse la plus insolite est venue d'une psychiatre de Paris, Adeline Montgermon. Après m'avoir posé des questions sur le fonctionnement de l'atelier, demandé mes références, elle m'a parlé de sa patiente.

— Elle fait une dépression du post-partum. Vous savez ce que c'est ?

— Euh, non, pas vraiment, ce n'est pas comme…

Elle parlait vite. Elle m'avait interrogée pour la forme, mais ce que je disais ne l'intéressait guère. Elle fonctionna toujours ainsi avec moi.

— Bon, je vais vous expliquer en quelques mots. Si le sujet vous intéresse, je pourrai vous conseiller des livres – c'est vrai que vous êtes libraire ! On l'appelle aussi dépression postnatale. C'est une dépression sévère, dont les causes sont multiples. Elle nuit au lien d'attachement entre la mère et le bébé. Celle de ma patiente, qui a trente-huit ans, a été décelée quand son bébé avait cinq mois. Elle a d'abord effectué un séjour en hôpital psychiatrique. Puis elle est rentrée chez elle, mais ce retour était prématuré. Elle est désormais suivie en maternologie, avec sa fille, plusieurs jours par semaine. J'y assure des consultations, c'est là que je l'ai rencontrée. La petite a aujourd'hui huit mois et demi et l'état de sa mère reste préoccupant.

J'ai senti une pointe d'agacement dans la voix d'Adeline Montgermon. Elle s'était probablement opposée à sa sortie d'hôpital.

— Elle prétend que son mari ne l'a pas soutenue à son retour. Elle est revenue à un état de fragilité extrême, comme après la naissance du bébé, et ses angoisses ont réapparu. Je les ai reçus tous les deux il y a quelques jours. Ma patiente a émis le souhait de quitter l'appartement familial pour vivre seule, durant un temps indéterminé. Sans son mari et sans sa fille. De toute évidence, il ne s'y attendait pas.

— Ils n'en avaient pas parlé avant de venir vous voir ?

— Non. Elle voulait le lui annoncer dans mon cabinet. Ma patiente a du mal à trouver ses mots, à dire ce qu'elle pense. Elle est très vulnérable. Lui subit les crises d'angoisse et de panique de sa femme depuis des mois. Il fait ce qu'il peut. Il lui est difficile de l'aider. Il a du mal à accepter ce qui arrive à son épouse. Je lui ai proposé de consulter l'un de mes confrères, il a refusé tout net. C'est dommage, mais je ne m'inquiète pas outre mesure. Il a du répondant. L'avenir dira si leur séparation est temporaire ou définitive. Malgré leur difficulté à communiquer, leur couple est solide. Je leur ai proposé de profiter de leur séparation pour s'écrire. Sincèrement, je ne sais pas ce que cela peut donner. Je me suis dit qu'ils s'écouteraient différemment. Enfin, qu'ils s'écouteraient tout court, ce dont ils sont incapables aujourd'hui. C'est là que je suis tombée sur votre annonce…

— Mais vous n'avez pas besoin…

— Elle tombait à pic, vous comprenez. Parce que j'ai peur que ma patiente n'interrompe le dialogue à la moindre difficulté ou contrariété. Je serais plus rassurée si elle écrivait dans le cadre d'un atelier, qui plus est dirigé par une femme.

— Qu'attendez-vous de moi, exactement ?

— Que vous les accueilliez dans votre atelier.

— Je ne sais pas quoi dire. C'est délicat, je ne suis pas psy et…

— Je sais bien. Vous procéderez avec eux comme avec les autres. Quant à moi, je continuerai à suivre ma patiente.

— Je vais m'immiscer dans leur intimité…

— … comme dans celle de vos autres élèves. Mais ce ne sera pas votre problème. Vous pouvez, tout comme eux, être rassurée à ce sujet. Je suis bien consciente que ce sera peut-être délicat parfois.

— Et puis, ils se ficheront pas mal des conseils en écriture que je suis censée leur donner…

— Je crois que cela vaut la peine d'essayer, de tout essayer.

Elle insistait. J'ai cédé et dit oui au docteur Montgermon.

J'appris leurs noms au moment de leur inscription, quelques jours plus tard. Juliette et Nicolas Esthover m'ont envoyé un mail chacun de leur côté, à quelques heures d'intervalle. Ils se recommandaient du docteur Montgermon, n'en disaient pas beaucoup plus. Quatre autres personnes ont suivi. Jean Beaumont, un homme d'affaires, qui passait sa vie à voyager ; Alice Panquerolles, hypnothérapeute, lyonnaise ; Samuel Cahen, un jeune garçon, qui s'est contenté d'un : « Pourquoi pas votre atelier puisque je dois trouver un truc à faire ? » ; Jeanne Dupuis, la plus enthousiaste, dont on entendait à la voix qu'elle n'était plus toute jeune. J'avais espéré que nous serions plus nombreux. Pas un, constatais-je, étonnée, ne parlait d'écrire un livre ou n'avait un manuscrit en sommeil dans un placard. N'était-ce pas la motivation principale des participants à un atelier d'écriture ? Peut-être celui-ci, autour de la correspondance, suscitait-il des attentes différentes. Je me demandais lesquelles.

S'accorder sur un jour, une heure et un lieu où nous retrouver à Paris ne fut pas facile. Seule Jeanne Dupuis n'a posé aucune condition. Elle était libre comme l'air, me dit-elle en riant au téléphone. Jean Beaumont m'avait prévenue qu'il serait en déplacement et ne pourrait être des nôtres. Nous convînmes finalement d'un rendez-vous le 31 janvier, à dix-huit heures trente, au Hoxton, un hôtel-restaurant branché du Sentier, avec une cour intérieure, un jardin d'hiver et de nombreux coins salon. Il m'avait été conseillé par Raphaël, mon cousin. J'en profitai pour passer deux jours chez lui, qui habitait pas loin de là.

Avant notre réunion, j'envoyai un e-mail aux participants, leur demandant de réfléchir à la question suivante : « Contre quoi vous défendez-vous ? » S'ils étaient d'accord, ils devraient, en quelques mots, énoncer leur réponse à haute voix devant les autres. J'aime cette question, parce que je suis convaincue que nous nous défendons tous contre quelque chose. Et aussi parce qu'elle laisse une grande liberté à celui qui répond. Il peut être évasif, avancer un lieu commun ou, au contraire, dévoiler une part plus intime de ce qu'il est.

Contre quoi vous défendez-vous ?

nico-esthover@free.fr, juju-esthover@free.fr, jeanne.dupuis5@laposte.net, jean.beaumont2@orange.com, samsam-cahen@free.fr

Objet : Les tout débuts de notre atelier

Bonjour à tous,

J'ai été très heureuse de vous rencontrer vendredi dernier. Il est difficile, dans ce genre de réunions où l'on fait connaissance, d'être tout de suite à l'aise les uns avec les autres. C'est pourquoi je vous remercie d'avoir répondu à la question : « Contre quoi vous défendez-vous ? » Vous l'avez tous fait avec une grande franchise. Vous trouverez ci-dessous un récapitulatif de ce dont nous sommes convenus et, en pièce jointe, la photo de Jean Beaumont qui, comme vous le savez, ne pouvait être parmi nous. Vous, Jean, avez de votre côté reçu les photos des autres participants.

Tout au long de cet atelier, vous aurez chacun deux correspondants. Vous pouvez si vous le souhaitez adresser votre demande à un ou deux correspondants. Ou attendre que l'on vous écrive. Dans ce cas, vous prenez le risque de vous retrouver seul.

Si vous recevez une demande et que vous souhaitez y répondre par la négative, merci de le faire savoir au plus vite.

Je vous conseille de vous appeler par vos prénoms. Cela vous aidera à briser la glace.

Durant l'atelier, vous n'utiliserez que les lettres pour communiquer entre vous.

Si possible, envoyez-les régulièrement. Tâchez de ne pas laisser passer trop de jours avant de répondre.

Je vous rappelle que vous devez faire figurer dans votre premier courrier la réponse à la question à laquelle vous avez répondu lors de notre réunion : « Contre quoi vous défendez-vous ? » (À deux reprises, donc, puisque vous avez deux correspondants.)

Vous pouvez me choisir comme destinataire.

Dans le but de vous accompagner et de vous aider à progresser dans l'écriture, vous me transmettrez une copie de chacun de vos courriers. J'ai noté que Juliette, Jean et Samuel photographieront leurs lettres et m'enverront leurs captures d'écran par mail, tandis que Nicolas et Jeanne en feront des photocopies que je recevrai par la poste. Après réception de vos courriers, je vous téléphonerai (Jeanne, Juliette, Nicolas, Samuel) ou vous enverrai un mail (Jean) pour vous faire part de mes retours.

Plus tard, je vous soumettrai trois exercices.

N'oubliez pas que je ne suis pas là pour juger de vos sentiments et de vos points de vue, mais pour vous faire progresser dans l'écriture.

Si vous avez des questions, je suis bien entendu à votre disposition. Vous avez mon téléphone, mon mail et mon adresse.

Notre atelier se terminera la semaine du 13 mai 2019.

Mesdames et messieurs, en ce lundi 4 février 2019, je déclare notre atelier d'écriture ouvert !

À très bientôt,
Esther Urbain

Jeanne à Samuel

Verjus-sur-Saône,
le 6 février 2019

Bonjour Samuel,

J'espère que vous ne serez pas trop déçu de recevoir une lettre de ma part. J'ai choisi de correspondre avec vous car la compagnie des jeunes me manque. Je ne vous en voudrais pas si vous ne me répondez pas. À votre âge, écrire à une personne âgée ne doit pas être une perspective bien excitante.

Lorsque j'étais professeure de piano, je passais une bonne partie de mes journées avec des jeunes. Hélas, je ne donne plus de cours. Si j'avais eu des petits-enfants, ma vie aurait été différente. Ne vous inquiétez pas, hein ! je ne compte pas faire de vous un petit-fils de substitution. C'est ainsi et je l'accepte. D'ailleurs, c'est étrange, les gens qui tiennent ce genre de propos fatalistes, « acceptez votre sort » ou « tel est votre destin », m'exaspèrent, mais il m'arrive à moi aussi de parler ainsi, alors que je n'en pense pas un mot. Je n'ai pas de petits-enfants, cela me manque, je trouve que c'est injuste. Voilà qui est dit ! Maintenant, vous n'allez pas me croire si je vous confie que je ne souffre pas de la solitude. Pourtant, c'est vrai. J'ai des amis, de nombreux animaux, je suis très active et, ma foi, vivre seule n'a pas que des inconvénients.

Qu'avez-vous pensé de notre réunion ? Je ne nous ai pas trouvés très à l'aise. Nous osions à peine nous regarder, nous sourire. Cela m'a rappelé le jour de la rentrée, à l'école, lorsqu'avec les autres élèves, nous nous observions à la dérobée, curieux et méfiants à la fois. À mon grand étonnement, quand Esther nous a demandé de répondre à haute voix à la question « contre quoi vous défendez-vous ? », nous avons tous exprimé des sentiments très personnels. Vous, par exemple, avez dit que vous vous défendiez « contre l'envie de tout casser ». Aïe ! Vous avez la vie devant vous, semblez intelligent, avec toutes vos capacités mentales et physiques, vous êtes beau par-dessus le marché, pourquoi cette réponse ? me suis-je demandé. Vous êtes arrivé en retard, avec des pieds de plomb, comme si vous étiez contraint de venir. Les yeux rivés à votre téléphone, nous avez-vous seulement vus ? Ce n'est pas un reproche. Mais j'en ai conclu qu'on ne vous avait pas laissé le choix. Quant à moi, vous ne vous en souvenez sans doute pas, mais j'ai répondu que je me défendais « contre la colère ». En étant aussi franche, je craignais de déplaire. Mais comme nous avons tous fait des réponses qui allaient dans le même sens, aussi sinistres et inquiétantes les unes que les autres (ha ha ! comme c'est drôle, quand on y pense !), je me suis fondue dans le marasme ambiant.

J'espère que vous m'écrirez. J'en serai fort heureuse.

Amicalement,
Jeanne

Jeanne pose son crayon. Elle relira sa lettre plus tard. Elle se demande si elle n'y est pas trop directe, si elle ne devrait pas nuancer. Elle est convaincue que Samuel abandonnera l'atelier au moindre désagrément ou s'il lui faut fournir un effort. Peut-être même a-t-il quitté la réunion en décidant qu'il n'avait rien à faire avec eux. Au Hoxton, elle l'a vu arriver de loin. Dans un premier temps, elle n'a pas imaginé que c'était le jeune homme qu'ils attendaient. Ils étaient déjà installés dans le fond de la première salle, près du bar. Après avoir franchi le sas d'entrée, il s'est arrêté net. La capuche de son sweat-shirt était relevée sur sa tête, il portait un jean et des baskets blanches. On lisait en lui comme dans un livre ouvert. Ce genre d'endroit lui était étranger. Fasciné par le décorum, il était sur la défensive et n'osait regarder résolument autour de lui. Cet hôtel particulier du XVIIIe, classé aux Monuments historiques, agrémenté d'un jardin d'hiver, habillé de son mur végétal, avec ses cours intérieures, peut impressionner. Comme la faune qui y sévit. Des femmes et hommes d'affaires s'y donnent rendez-vous pour discuter culture numérique, médias, communication et développement durable ; des Parisiens et des touristes branchés viennent y boire des cocktails et affichent leurs bananes, le dernier accessoire à la mode, siglées Prada, Dior, Vuitton ou Gucci. Tout un petit monde entre soi et ostensiblement décontracté.

Sans son ami Luc, le patron du bistrot du village où elle se rend tous les matins pour boire un café, elle n'aurait pas eu connaissance de l'annonce d'Esther dans *Le Progrès*. Il trouvait « *strange* » cette idée d'un atelier autour de la correspondance. Cela sentait le traquenard à des kilomètres. Ce matin-là, elle ne lui a pas fait de remarque sur cette sale manie qu'il a d'employer des anglicismes. Susceptible comme il est, elle a appris à garder sa langue dans sa poche quand il le faut. Lorsque Jeanne a recopié l'annonce sur son carnet, il lui a conseillé de se méfier. Il sait qu'elle ne l'écoutera pas, Jeanne est une tête de pioche. Des promoteurs et agents immobiliers convoitent sa maison depuis longtemps. Au double du prix pratiqué dans la région, « c'est une occasion qu'il ne faut pas laisser passer, madame Dupuis ».

Ils l'aideront à se reloger, tout près si elle le souhaite, mais dans un appartement plus moderne, plus confortable. Un jour, l'un d'eux lui a vanté les avantages d'un « chez-soi cosy ». Jeanne s'est mise en colère. « Jeune homme, vous tombez mal, je déteste le "cosy". Dans le moelleux, le douillet, j'ai la sensation d'étouffer. J'aime le vide, le brut, les grands espaces, vous comprenez ? » Non, il ne comprenait pas. « Arrêtez de croire que les gens d'un certain âge aiment, comme vous dites, le "cosy". » Il était parti sans insister. Elle ne cède pas, sa maison tient bon et fait barrage aux progrès d'extension du lotissement des « Grandes Prairies ». Passée la stupéfaction, ce nom ronflant avait provoqué l'hilarité de Jeanne. Elle ne s'était pas gênée pour demander d'un air narquois au maire de son village, tendance divers droite, où donc se cachaient ces « grandes prairies ». Pierre Darguemarche lui avait rétorqué qu'il n'était pour rien dans le choix des noms donnés aux lotissements. Jeanne déplore leur paresse architecturale et esthétique. En quelques semaines, elle a vu sortir de terre huit constructions aux murs en crépi blanc, alignées les unes à côté des autres au bord de la route, puis une seconde rangée, semblable à la première. Raser sa maison permettrait de tracer la troisième. Elles étaient séparées par une allée de graviers blancs agrémentée, tous les cinq mètres, de hautes jardinières en plastique gris. Les travaux terminés, elles ont accueilli des lauriers, qui sont morts dans l'indifférence générale. Les ficus qui leur ont succédé n'ont pas eu plus de chance. Aujourd'hui, les jardinières servent de points de rendez-vous et de cendriers aux ados.

« Clou du spectacle », selon Jeanne, les portails en PVC, ornés de volutes et de médaillons prétentieux, que l'on s'attendrait à trouver à l'entrée d'un manoir plutôt que de pavillons. Il ne restait rien des vignes de Martine et Jacques Bazoche, vendues au promoteur. En soupirant, il leur avait glissé qu'ils avaient de la chance de l'avoir trouvé sur leur chemin. Après la transaction, les Bazoche avaient déménagé dans le Sud-Est. À chaque déluge sur la région PACA, Jeanne ne peut s'empêcher de se réjouir. « Bien fait ! Et ce n'est que le début ! » jubile-t-elle, en imaginant le couple d'ex-vignerons dans l'eau jusqu'au cou. Elle dit à qui veut l'entendre qu'ils ont fui, qu'il n'y a pas d'autre mot pour qualifier leur départ. S'ils avaient eu un tant soit peu de courage, ils auraient assisté au désastre, regardé les pelleteuses arracher du sol leurs ceps de vigne. Jeanne en a pleuré, alors que ce ne sont pas ses terres. Elle ne vendra les siennes à personne. Ils s'empresseraient de les arracher et de démolir sa maison en pierre. Au moins, quelques habitants des Grandes Prairies profitent-ils de la vue sur son jardin et ses vignes. C'est au maire que Jeanne en veut, pas à eux. Leur satisfaction d'être propriétaires se lit sur leur visage. Le garage, le jardin, la façade, les volets répétés à l'identique les rassurent. Le maire, deux mandats à son actif, ne voit pas où est le problème, du moment que sa commune gagne des habitants et qu'aucune classe de l'école primaire n'est menacée de fermeture. S'il y a encore des commerces de bouche à Verjus, c'est grâce à lui. Jeanne entend ses arguments. Mais faut-il pour autant construire des mochetés ? La loi de 1977 sur la construction ou la rénovation des bâtiments de moins de cent soixante-dix mètres carrés, qui a rendu facultatif le recours à un architecte, met Jeanne en rage. Contre la loi, elle ne peut rien.

Les zones industrielles et commerciales sont sa deuxième bête noire. À propos de « ces bâtiments sans âme qui font crever les commerces des villages et des villes dans la plus grande indifférence », elle ne mâche pas ses mots. Ils sont hideux, tristes à mourir, mais si pratiques, puisque toutes les activités de même nature sont regroupées au même endroit. Encore faut-il avoir une voiture pour accéder aux restaurants, hypermarchés, jardineries, magasins de meubles, de sport et de bricolage ainsi réunis. Pour gagner du temps, se désole Jeanne, nous sommes prêts à tous les compromis, à nous comporter comme des moutons. Cette division de la vie en zones, commerciales, résidentielles, industrielles et de loisirs, l'effraie.

Elle fait une photocopie de sa lettre, puis se rend à la poste. Elle l'envoie à Samuel, allée des Platanes, à Villejuif, et la copie à Esther, rue Saint-André, à Lille.

Samuel a promis à Ben qu'il passerait au Nationale dans la matinée pour lui rendre son sac à dos. Lorsqu'il prend le courrier et trouve dans la boîte la lettre de Jeanne à son attention, il a déjà oublié la réunion de l'atelier, une semaine plus tôt. Il la lit en marchant dans la rue. Il se dit qu'il va falloir répondre puisque, de son côté, il n'a sollicité personne. S'il abandonne dès maintenant, sa mère sera furieuse. Elle est à bout de patience. Il aurait préféré une lettre de l'homme d'affaires. Il s'était d'ailleurs imaginé que Jean

Beaumont le prendrait sous son aile et finirait par lui proposer un job. Mais il n'a rien fait pour que son fantasme se réalise. « C'est bien fait pour ma gueule, ronchonne-t-il en poussant la porte de la brasserie. Et puis quoi, je ne sais même pas ce qu'il fait comme métier, ce mec ! » Il n'est pas trop tard pour lui écrire, mais Samuel ne le fait pas. Depuis un an et demi, il prend les choses comme elles viennent. Il n'a pas de prise sur elles, pas de projet, n'attend rien, espère peu. Il ne se sent pas le droit de demander quoi que ce soit à qui que ce soit. Il aurait le sentiment de prendre la place de cet autre qui le mériterait bien plus que lui. Ben est en train d'éplucher des pommes de terre.

— Je ne vais pas moisir dans ce rade, crois-moi, dit-il à Samuel l'air maussade. Tu veux un café ?

— Ouais, s'il te plaît. Tiens, ton sac à dos.

— Merci. Tu fais quoi, là ?

— Rien de spécial. Je dois aller à Inter pour ma mère. Je peux te prendre une nappe en papier ?

— Euh… ouais, pour quoi faire ?

— J'ai une lettre à écrire.

— Une lettre ? Mais pourquoi t'envoies pas un mail ?

— C'est pas possible. Je t'expliquerai.

— Bon, je retourne à mes patates avant que l'aut' con revienne.

— Tu passes demain soir pour la suite de *Game* ?

— Ouais, à plus.

Samuel à Jeanne

15 février

Bonjour Jeanne,

Je veux bien qu'on s'écrive, même si j'ai du mal à voir ce qu'on va se raconter. Pardon pour le papier à lettres d'abord, c'est une nappe en papier. Je vais aller acheter un bloc-notes mais là, je me suis dit que si je ne vous répondais pas tout de suite, je le ferais plus après.

C'est vrai que ça me disait trop rien de venir. Ma mère a été cash. Je devais trouver un truc à faire, sinon, j'étais bon pour aller travailler au supermarché du coin, elle a appris qu'ils cherchaient du monde. Et ça, sûrement pas. Je suis tombé sur cette annonce dans *Le Parisien*, que mon père achète des fois, et j'ai dit à ma mère que ça me plairait bien de participer. Elle était contente. Elle trouve que j'écris bien (enfin, que j'ai une bonne orthographe) et que dire tout ce qui ne va pas dans ma vie par écrit, ça me soulagera peut-être.

L'année dernière, elle m'a envoyé chez un psy, mais ça n'a pas duré longtemps. Il était plutôt sympa, c'était pas le problème, mais rien ne l'étonnait dans ce que je lui racontais. Genre, il savait déjà tout. Le mec blasé. Ça m'a énervé. J'ai fini par ne plus rien lui dire. C'est pas pour ça qu'il a changé d'attitude, comme s'il savait aussi qu'un jour j'arrêterais de parler. Alors, j'y suis plus allé. Ma mère était énervée. Je vis avec mes parents à Villejuif. Elle est infirmière à la prison de Fresnes. Elle adore son métier. Mon père est prof de dessin au collège. Franchement j'ai deux parents sympas, c'est pas le problème.

Entre vous qui vous défendez contre la colère et moi l'envie de tout casser, on devrait s'entendre. J'ai aussi pensé, vu les réponses des autres, qu'on était tous super déprimés. Pourquoi vous êtes en colère ? Franchement, c'est pas l'impression que vous donniez. Vous étiez la seule à sourire avec Esther. La seule aussi à prendre des notes. Quand Esther m'a posé la question qui tue dans son mail, contre quoi je me défends, j'y ai pas réfléchi. La question, je crois que je la comprenais pas. Ou plutôt, je me suis dit que c'était vraiment tordu comme truc. Mais à la réunion, c'est ça qui m'est venu, « contre l'envie de tout casser ». Même moi, ça m'a étonné. Esther, elle m'inspire confiance, elle a un sourire qui me rend tranquille. En fait, ma réponse demandait que ça, sortir de moi d'un coup d'un seul. Franchement aussi, je ne vous ai pas trouvée vieille. Pour moi, c'est pas ça quelqu'un de vieux.

À bientôt alors,
Samuel

Jean à Esther

Paris-New York,
le 6 février 2019

Bonjour Esther,

Êtes-vous d'accord pour que nous nous écrivions ? J'ai choisi d'écrire également à Nicolas Esthover. Vous saurez pourquoi lorsque vous recevrez, comme convenu, une copie de la lettre que je lui adresserai, probablement lors de mon retour de New York. Je profiterai de mes voyages en avion. Je suis le directeur général de Téléphonie et Digital, et, depuis quelques années, je bouge beaucoup. Je suis essentiellement sur de gros projets de restructuration et prospecte de nouveaux marchés à l'international.

Je me demande ce qui m'a pris de m'inscrire à votre atelier. Avais-je besoin d'une nouvelle contrainte dans mon planning ? Certainement pas. Quand j'ai lu votre annonce, je me suis souvenu des lettres que m'envoyait ma grand-mère maternelle, Manine, lorsque j'étais en pension à Dijon. Elle me donnait des nouvelles de Paris, de ses clientes préférées. Elle aimait tout particulièrement me raconter ses parties de belote, qui se terminaient en pugilat si elle faisait équipe avec José, ou que Linda était avec Sylvie. Ses soirées donnaient lieu à des comptes rendus de plusieurs pages, qui me mettaient en joie : « Tu ne vas pas croire que c'est là qu'il jette son roi de pique comme un grand seigneur, ce nigaud, l'air de me dire, "tu joues pas avec n'importe qui, hein" », « Tu sais que cette Sylvie, il n'y a rien à faire, elle est fine comme du gros sel ». Ma grand-mère était très mauvaise joueuse. Elle détestait perdre, même contre moi. En retour, mes lettres étaient pauvres en anecdotes. Mais je m'appliquais et y trouvais un vrai plaisir. Pendant mes huit années de pensionnat, je peux compter sur les cinq doigts de la main les semaines où je n'ai pas reçu un courrier de sa part. J'étais heureux de la retrouver quand je rentrais à Paris, deux week-ends sur quatre. Je n'ai pas connu mon grand-père maternel, il est mort avant ma naissance. Elle en parlait peu, sinon pour rappeler qu'il avait été un homme courageux, gentil, mais du genre à tirer le piano plutôt que d'avancer le tabouret. Ma grand-mère collectionnait ce genre d'expressions. Il faudrait qu'un jour, je prenne le temps de m'en souvenir et de les noter.

J'étais un bon élève. Pour mes parents, il allait de soi que j'intégrerais HEC. J'ai intégré HEC. Ils ont eu de la chance, ni moi ni mes frères et sœurs ne leur avons donné du fil à retordre. J'étais un jeune homme docile. Après mes études, j'ai été recruté dans une entreprise de téléphonie, puis dans une seconde, spécialisée dans les nouvelles technologies, et enfin chez Téléphonie et Digital. J'étais un as des business plans, des méthodologies, des bilans financiers, de la masse salariale, des coûts de productivité… J'ai rapidement gravi les échelons. Je m'amusais. Comme au casino quand on a la baraka. Je balançais les billets sur les tables et gagnais à tous les coups. Arnaud et Pascal, les deux fondateurs de la société, me faisaient une entière confiance. À l'époque, la concurrence n'était pas aussi rude qu'aujourd'hui et ils investissaient beaucoup d'argent. Avec moi, ils étaient très généreux. J'avais la bosse du commerce, probablement une bonne étoile au-dessus de la tête. L'argent m'excitait, la réussite me donnait de l'assurance, les femmes me flattaient, les hommes me respectaient. Tout ce cirque, je dois l'avouer, me grisait. Je pouvais bien me dire tous les soirs en me couchant que je n'étais pas dupe et avais la notion de l'argent, c'était faux. J'ai sauté à pieds joints dans la mare et me suis vautré avec délices dans la boue. La société a très vite prospéré. J'étais corvéable à merci, on me refilait tout le sale boulot. On comptait sur moi, on ne cessait de me le dire, j'en étais flatté. Je lâchais d'un air faussement modeste que « personne n'est irremplaçable », mais faisais tout pour l'être. J'en avais besoin pour me sentir vivant.

Je ne pouvais mieux trahir ma grand-mère qu'en devenant celui que je suis devenu.

Les années ont filé, quelque chose m'a échappé, quoi exactement, je ne le sais pas. Je suis de plus en plus indifférent aux gens et aux événements, même si je m'en défends. Je voudrais retrouver le plaisir d'écrire. Je me dis que les mots peuvent m'aider à aller mieux. En tout cas, à savoir ce que je veux, à comprendre ce que j'attends de moi.

Que vous dire d'autre, Esther ? Je fume trop, je bois trop, mes analyses médicales ne sont pas fameuses, mais je m'en fous. Ou je fais comme si.

Dans l'attente de votre réponse,
Bien amicalement,
Jean Beaumont

À l'aéroport JFK, un chauffeur attend Jean pour l'emmener au Hyatt. Il n'a pas une minute à perdre. Dans sa chambre, au vingtième étage, il stoppe la climatisation, dépose sa valise, prend une douche, enfile une chemise propre, tout en consultant son agenda sur son portable. Il a noté ses réunions dans l'avion, quelques heures plus tôt, mais a déjà oublié. Il n'imprime plus. Il se demande si c'est dû à l'âge, à sa motivation qui faiblit un peu plus tous les jours, à sa mémoire qui flanche – mais cinquante-trois ans, ce n'est pas si vieux, tente-t-il de se rassurer. Il jette un œil sur le spectacle qui s'offre à lui, de sa fenêtre, Central Park dans toute sa splendeur. Il est temps d'y aller. Jean ferme la porte de la chambre derrière lui. S'il le pouvait, il ferait quelques longueurs dans la piscine. Dehors, il s'allume une cigarette, repère son chauffeur, qui l'attend quelques mètres plus loin.

Pour Jean Beaumont, toutes les grandes métropoles se ressemblent. Des trottoirs au bitume gris, une circulation dense, des panneaux indiquant les pics de pollution, les précautions à prendre, la météo, de plus en plus d'écrans publicitaires dans les rues et les vitrines des magasins, le mugissement des sirènes, des arbres qui se demandent ce qu'ils fichent là. Elles pourraient aussi bien échanger leurs habitants. Pressés, les yeux rivés sur leur portable, qu'ils tiennent au creux de leur main telle une excroissance de leur chair, un casque sur les oreilles. Ils surgissent par grappes des bouches de métro et des bureaux pour s'engouffrer dans les buildings et les boutiques. Le soir venu, ils parcourent le chemin inverse. Jean n'a plus l'habitude de marcher. Son chauffeur le suit comme son ombre. La voiture défile devant les mêmes enseignes que dans les autres villes du XXIe siècle. Ce soir, ses associés l'emmèneront dîner dans un nouveau restaurant en se vantant d'avoir pu y réserver une table. Avant ses premiers voyages d'affaires, il se promettait de prolonger son séjour de quarante-huit heures, pour visiter. Seul. Il se promènerait à pied, utiliserait les transports en commun, ferait des haltes dans des cafés, au hasard. Il n'en a jamais rien fait. Jeune, il était débrouillard, aujourd'hui, c'est une autre histoire. Jean Beaumont est devenu un assisté.

Il se dirige vers sa voiture, puis revient sur ses pas et pénètre dans l'hôtel. Il sort de la poche de sa veste intérieure une enveloppe, qu'il confie au concierge. Pour Esther Urbain, à envoyer en France, en lettre prioritaire.

Esther à Jean

Lille, le 11 février 2019

Bonjour Jean,

Le portrait que vous brossez de vous n'est pas flatteur. Certes, vous faites preuve de franchise, mais ne noircissez-vous pas le tableau ?

Vous espérez qu'écrire vous aidera à mettre des mots sur vos émotions, à lutter contre l'indifférence. Je crois qu'en effet, nous pouvons nous reconstruire avec l'écriture. J'ose croire que vous y parviendrez.

Revenons à votre enfance, si vous le voulez bien. Si vous me trouvez indiscrète, n'hésitez pas à me l'indiquer. Je n'en prendrai pas ombrage, car je sais que je peux me montrer trop directe. C'est l'un des avantages (ou inconvénients ?) de la correspondance écrite, on ne voit pas l'agacement, la lassitude ou la colère chez son destinataire.

Pourquoi étiez-vous scolarisé dans un internat à Dijon ? Vous ne dites rien de vos parents, est-ce parce que vous avez été élevé par votre grand-mère ?

Je ne sais si vous connaissez les Hauts-de-France. C'est une région très intéressante et très attachante, qui fait de gros efforts, malgré ses difficultés économiques, pour se renouveler et innover. Lille est une ville très agréable à vivre. La gentillesse et la chaleur des gens du Nord ne sont pas une légende. J'aime ma région l'automne et l'hiver. La pluie et la brume, contrairement à bien d'autres régions françaises, lui siéent à merveille. Il suffit d'un rien - un ciel couleur gris plomb, des nappes de brouillard venues se poser sur les toits de la ville - pour lui donner un air mélancolique qui force mon admiration à chaque fois. Quand je peux, je m'installe pour lire au comptoir d'un café. L'été, je profite de la nature alentour, qui est ravissante et heureusement peu touristique - pourvu que ça dure ! Mes amis parisiens sont toujours étonnés quand je leur vante les beautés de cette campagne. C'est pourtant la stricte vérité.

À bientôt. Amicalement,
Esther

P-S : J'espère que vous avez compris, dans le mail que je vous ai envoyé, mes remarques à propos de votre premier courrier. Dites-moi si vous m'avez trouvée confuse. Prenons garde, vous comme moi, à bien séparer notre conversation de ce qui a trait stricto sensu à l'écriture.

Après la réunion au Hoxton, je ne suis pas rentrée directement à Lille. J'ai dormi chez Raphaël, mon cousin germain, boulevard Sébastopol. Il est bien plus que mon cousin. Mon frère, mon ami, mon soutien indéfectible. Nous sommes tous deux enfants uniques et quelques mois seulement nous séparent. Il vit à Paris, moi à Lille, mais nous avons passé de nombreuses vacances ensemble. Lui avec ses parents, moi avec mon père.

Raphaël m'avait prévenue qu'il rentrerait tard et laisserait les clés sous le paillasson. Je m'étais promis de faire attention à ne pas tout déranger chez lui, mais en quelques heures, j'ai réussi à semer une pagaille monstre. Je ne m'en suis aperçue que le lendemain matin, quand il me l'a fait remarquer en faisant mine de m'étrangler et en ajoutant que ce désordre, il ne l'aurait accepté de personne d'autre.

Il avait préparé le petit déjeuner et était descendu acheter les journaux. J'ai voulu lui faire des œufs brouillés, il m'a demandé de m'asseoir, il s'occupait de tout. Je lui ai parlé de mon atelier. Ne plus entretenir de correspondance me manquait. Nous ne nous écrivons plus de lettres. Nous considérons qu'elles nous font perdre du temps et nous privent de l'image et du son. Pourtant, je savais mieux que quiconque, pour avoir correspondu avec mon père durant vingt-deux ans, que l'on ne dit pas les mêmes choses à l'écrit et à l'oral. Nous usons d'autres mots et expressions, soignons notre style. Nos pensées empruntent des chemins différents, plus difficiles d'accès, plus tortueux, plus imprévisibles. Plus exaltants, aussi. Nous nous livrons, nous exposons, prenons des risques. Écrire une lettre, la poster, attendre une réponse en retour donne une autre valeur aux jours, un poids plus conséquent, me semble-t-il, au message dans l'enveloppe. Il prend son temps et trace sa route. J'étais déçue de ne pas avoir plus d'élèves. Alice Panquerolles, qui paraissait intéressée au téléphone, n'était pas venue à la réunion, n'avait même pas pris la peine de s'excuser. J'avais essayé de la joindre. En vain. Le plus jeune avait eu l'air de s'ennuyer et je craignais qu'il n'abandonne avant même d'avoir commencé. J'avais décidé que chacun d'entre eux devrait écrire à deux interlocuteurs différents, mais avec cinq élèves seulement, je m'étais sentie obligée d'entrer dans le jeu. Je le regrettais et m'en voulais de n'avoir pas pris le temps de réfléchir. Je m'attendais à ce que tous se précipitent pour correspondre avec moi, l'initiatrice du projet.

« Il faut être un peu tordue pour organiser un truc pareil, non ? » ai-je demandé à Raphaël. Il est resté évasif, a vaguement haussé les épaules. Mais je savais ce qu'il pensait. Que j'étais à moitié frappadingue et fatigante. Lui était l'homme sage de la famille. Le bon élève. Celui sur qui on pouvait toujours compter, qui ne faisait pas de vagues, avait un boulot sûr et très bien payé dans la finance. Une fiancée adorable, qui était son clone. Un appartement que les magazines de déco auraient aimé photographier. J'allais oublier la voiture électrique…

Il ne comprenait pas pourquoi, alors que ma librairie m'occupait six jours sur sept, il me fallait d'autres projets. Il adorait m'imiter quand je me lamentais. Il s'ébouriffait les cheveux, se mordait les lèvres, triturait ses lunettes : « Comment je vais faire pour y arriver ? C'est trop de boulot pour moi toute seule. Si tu savais comme cela m'angoisse. Tu as un truc pour dormir ? » J'étais sûre que mon projet l'inquiétait et qu'il se demandait dans quel pétrin je m'étais encore fourrée. J'avais tort. Plus tard, il m'a reparlé de cette journée passée ensemble. Il pensait que j'avais enfin renoué avec mon allant et mon enthousiasme d'avant. Il ne m'en avait rien dit, de peur qu'une remarque, même anodine, me rappelle la disparition de mon père. Il trouvait que depuis ce jour noir, j'étais distraite, d'humeur mélancolique. Il enrageait de me voir ainsi, redoutait que plus jamais je ne redevienne celle qu'il avait toujours connue. Lui aussi en voulait à mon père.

Jean à Nicolas

New York-Paris,
le 9 février 2019

Bonjour Nicolas,

Je fais partie de l'atelier d'écriture d'Esther, mais n'ai pu me rendre à la réunion. Mon métier m'oblige à pas mal voyager et je compte écrire quand je serai dans l'avion. La nuit. C'est mon moment préféré, quand les lumières s'éteignent, donnent le signal qu'il est temps de dormir. L'effervescence laisse place à un silence imparfait. Plus de conversations, de chariots dans les couloirs, de bruits d'emballage, de tablettes que l'on ouvre et referme. J'aime cette ambiance, quand les voyageurs s'assoupissent, recroquevillés dans leur fauteuil, enfouis sous une couverture, un cache-yeux sur le visage. D'autres enchaînent les films, casque sur les oreilles. Moi, il y a longtemps que je ne les regarde plus.

Deux raisons m'ont poussé à vous choisir. La première : vous êtes chef au Camélia, rue Colbert. J'y suis allé il y a une dizaine d'années, avec mes enfants. Cela venait d'ouvrir. Nous y avions très bien dîné. Enfin, moi surtout. Je me souviens que mes enfants, alors ados, voulaient aller chez Joe Allen manger un hamburger et des frites et que j'avais mis mon veto. Résultat : ils avaient fait la gueule toute la soirée. C'était l'époque où je souhaitais faire leur éducation culinaire. J'ai vite abandonné. J'avais envie d'en prendre un pour taper sur l'autre.

J'en viens à la seconde raison. Dans son compte rendu, Esther m'a indiqué que votre femme participe également à l'atelier et que, pour des raisons personnelles, vous correspondriez tous les deux. Je suis curieux. Vous avez réussi à éveiller mon intérêt, à moi qui fais mon possible pour me défaire de mon indifférence vis-à-vis de tout ou presque, toujours plus envahissante et pesante au quotidien. Je ne vous donnerai pas de conseils. Je suis incapable de vous aider. Ce n'est pas mon genre et ma vie personnelle est un désastre. Mari, amant, père, zéro pointé. Mais vous, pour en arriver à une telle extrémité, écrire à votre épouse dans le cadre d'un atelier d'écriture, c'est que vous devez tenir à elle. Vous êtes persévérant, une qualité que j'admire. Respect, de la part d'un type qui a laissé partir sa femme et ses enfants sans lever le petit doigt.

Êtes-vous d'accord pour que nous nous écrivions ? Il n'est pas certain que nous ayons grand-chose à nous dire, tant mon domaine professionnel, la téléphonie, doit vous être étranger, mais pourquoi ne pas essayer ? Nous parlerons cuisine, restaurants, hôtels…

Bien amicalement,
Jean Beaumont

Dans deux heures, l'avion de Jean atterrira à Roissy. Il cachette l'enveloppe à l'attention de Nicolas. Écrire lui a remémoré l'appartement familial, avenue Victor-Hugo, auquel il ne pense plus jamais, mais dont il se rappelle tous les détails. Les motifs et les couleurs des tapis, des rideaux, des peintures, des boiseries, l'emplacement des meubles et du moindre bibelot, où ils les ont achetés… Il pourrait le réaménager et le redécorer à l'identique. Sa femme et ses enfants partis, il l'a gardé. Seul dans cent quatre-vingts mètres carrés et des pièces à moitié vides. Ses amis lui conseillaient de déménager. Il a prétexté que ce serait moins traumatisant pour ses enfants – dont il avait la garde un week-end sur deux. En réalité, il était incapable de se mettre en quête d'un autre logement. Ici ou ailleurs, il ne voyait pas ce que cela changerait, à part lui faire perdre du temps. Lorsque son ex-femme a appris que c'était prétendument pour Boris et Emma que Jean n'avait pas bougé, elle a ri. Elle était convaincue qu'il ne modifierait pas son rythme de travail pour eux et continuerait à les voir épisodiquement. Le temps lui a donné raison.

Il y a trois ans, un ami a proposé à Jean de lui céder son appartement, plus petit mais avec une vue magnifique sur le jardin des Tuileries. Il a dit oui sans hésiter. Il n'a pas emporté un seul meuble de l'avenue Victor-Hugo. Il a tout racheté. Une manière symbolique d'acter son nouveau départ. Il y est bien. Il pourrait passer le restant de son existence sur son balcon, sans regagner la terre ferme, à regarder Paris d'en haut, ses monuments, ses arbres, la poussière les jours de vent, le flot continu de voitures rue de Rivoli, la place de la Concorde, bruyante et nerveuse, les habitués du parc.

<u>Nicolas à Jean</u>

Paris, le 15 février 2019

Hello Jean,

C'est marrant, sur la photo de vous qu'Esther nous a envoyée, je vous ai trouvé une tête sympa. Genre beau gosse sur le retour, sans vous froisser. Je n'ai rien contre le fait de vous écrire, mais vous avez vu juste, votre métier est tellement loin de mon univers que je ne saurais même pas quelles questions vous poser si je décidais de faire semblant de m'y intéresser. J'espère que vous n'êtes pas susceptible. Avec moi, il ne faut pas. En revanche, vous pouvez me parler de vos voyages.

Évidemment, il vaut mieux dîner chez moi que chez Joe Allen, mais je comprends vos enfants. C'est plus sympa quand on est jeune de manger un bon cheeseburger avec des frites dans une cantine américaine que de s'emmerder dans un deux-étoiles avec ses plats sophistiqués.

La cuisine, c'est le seul métier que je voulais exercer. Ma grand-mère tenait une brasserie à Bourg-en-Bresse, que mes parents ont reprise. Il n'y avait pas meilleure adresse où apprécier les spécialités de la région, le gâteau de foies de volaille, les grenouilles, la poularde de Bresse à la crème, la quenelle de brochet, les galettes bressanes… J'ai suivi la voie familiale. Enfin, pas exactement. Après avoir terminé mes études à l'Institut Paul-Bocuse, j'ai voulu pratiquer, faire une cuisine plus moderne que celle de mes parents, même si je suis bien placé pour savoir que tous ces plats traditionnels requièrent un sacré savoir-faire.

Je me serais volontiers installé à Bourg-en-Bresse après mes études, mais Juliette, ma femme, voulait monter à Paris. Je l'aurais suivie au bout du monde. Je l'ai rencontrée à Madrid, où, mon diplôme tout juste en poche, j'effectuais un stage de six mois. Une grande tige aux épaules carrées et aux jambes comme des lianes, la peau mate, des cheveux comme les plumes d'un corbeau et des yeux noirs comme de l'encre. Elle venait de passer son CAP en boulangerie-pâtisserie et était venue fêter son diplôme avec deux copines. Il n'a pas fallu longtemps avant que je tombe amoureux d'elle. Elle en avait déjà dans le citron, croyez-moi. Avant de choisir la boulangerie, elle avait fait des études littéraires, à la fac de Caen. Lorsque je l'ai connue, elle ne jurait que par Jean Echenoz et Philip Roth. C'était un drôle de mélange, cette fille-là, qui vous parlait de variétés disparues de blé ancien et de romans contemporains dans le même quart d'heure. Je faisais le mec qui assure, qui a déjà tout vu, tout entendu, mais je n'en menais pas large. Aujourd'hui, elle a deux boulangeries, une dans le XIe arrondissement, à Paris, l'autre à Malakoff, dans la banlieue sud. Mais attention, ce n'est pas n'importe quelle boulangère, il faut goûter ses pains, c'est du grand art. Moi, je dis qu'il n'y a rien de meilleur au monde que son pain de campagne avec un beurre demi-sel de chez Beillevaire et une confiture de fraises ou de clémentines maison.

Nous avons vécu ensemble pendant seize ans. Nous sommes séparés. Temporairement, définitivement, je n'en sais rien. Depuis, je me défends contre les remords. J'ai du mal à en parler, même à mes potes. Un de ces jours, je vous en dirai davantage. Vous m'incitez à vous confier ma vie privée, puisque la vôtre est désastreuse. C'est une perspective réjouissante. Je sens qu'on va bien rire… Mais bon, si on s'écrit pour rester à la surface des choses et ne pas se parler franchement, je ne vois pas l'intérêt. On risque de s'ennuyer ferme.

Depuis que Juliette est partie, je ne cuisine plus comme avant. Je n'arrive plus à travailler le rond, l'onctueux, le sucré. La crème fraîche m'ennuie, le chocolat me laisse de marbre, les fruits rouges m'exaspèrent, le sucre m'embarrasse. C'est l'acidité qui m'inspire, un peu trop. J'use et abuse des merveilleux citrons de Sicile, kalamansis, tangelos, mains de bouddha et chadeks de Guyane. Faut que ça pique, comme tout ce qui m'arrive, je suppose. À ce rythme, mes deux étoiles ne vont pas faire long feu. Juliette et moi avons une fille. Elle s'appelle Adèle. Elle vient d'avoir neuf mois. Pour sa naissance, j'ai cuisiné un gâteau que j'aime beaucoup, une pavlova. Il est maintenant à la carte. Quel âge ont vos enfants ? Que font-ils ?

Nicolas

P-S : Vous m'écrivez d'un avion, je vous écris de chez moi, rue Oberkampf. J'y vis avec ma fille et ma mère, qui est venue m'épauler pour la petite. Drôle de trio, hein...

Nicolas à Juliette

Paris, le 11 février 2019

Juliette,

Je n'en reviens pas. Que tu n'aies pas eu le courage de me dire que tu voulais partir, que tu doives passer par ta psy pour me l'annoncer. Que se passe-t-il ? Je te fais peur ? Je te dégoûte ? Tu m'as piégé, mis devant le fait accompli et tu sais que je déteste cela. Ce rendez-vous chez ta psy, ce n'était pas pour discuter, puisque ta décision était prise. Pourquoi m'a-t-elle demandé ce que j'en pensais, alors que quand j'ai répondu « du mal », ni toi ni elle n'avez relevé ? Tu remarqueras que je ne me suis pas énervé. À quoi bon ? Je me fous pas mal qu'elle lise cette lettre. Comme ça, elle pourra te dire : « Madame Esthover, il semble que vous ayez bien fait de prendre de la distance avec votre mari. » J'ai été mis en quarantaine, comme un homme violent qui ne doit plus approcher de sa femme. Nous en sommes donc réduits à nous écrire. Encore une fois, ai-je le choix ? Je veux t'aider, je ne suis pas ton ennemi, mais j'ai besoin de comprendre. Et je ne comprends pas.

N.

Juliette à Nicolas

Malakoff, le 14 février 2019

Bonjour Nicolas,

Tu as raison, j'ai manqué de courage. Mes crises d'angoisse sont revenues, quelques jours après mon retour à la maison. Je ne voulais pas que tu t'en aperçoives, que tu me revoies dans cet état. Je devine très bien de quoi j'ai l'air dans ces cas-là. D'une folle. Quand j'ai quitté la maternologie, je pensais que j'allais mieux. Pas que j'étais guérie, mais que les crises étaient derrière moi. Il n'en est rien. Je me suis de nouveau effondrée. Il a suffi de quelques jours pour que je me retrouve au fond du trou. Les pleurs d'Adèle m'angoissaient comme avant mon hospitalisation, j'étais incapable de m'occuper d'elle, ça me tétanisait. J'avais peur de lui faire du mal, la conviction d'être incapable de m'occuper d'elle a resurgi. « Il vaut mieux qu'elle n'ait pas de mère qu'une mère comme moi », me répétais-je comme un mantra. Je paniquais dès que tu partais travailler.

Peur de s'endormir, peur de se réveiller, tu sais ce que c'est ? Non. Tout est revenu. Si vite. Comme si la bête immonde s'était tapie au fond de moi, le temps de reprendre des forces. Pour m'attaquer avec plus de férocité encore. Mes séjours à l'hôpital et à la maternologie n'ont servi à rien. Je n'aurais pas trouvé les mots pour t'expliquer. Ce que je craignais plus que tout, c'était de lire la lassitude sur ton visage.

Juliette

<u>Jeanne à Juliette</u>

Verjus-sur-Saône,
le 12 février

Bonjour Juliette,

Je suis Jeanne, nous avons fait connaissance à l'atelier. Nous pourrions essayer de nous écrire, qu'en pensez-vous ? Certes, je m'y prends un peu tard. Après avoir écrit au jeune Samuel, j'ai attendu que l'un d'entre vous me sollicite. En vain. Je me suis demandé (je vous parle à cœur ouvert) si le problème, ce n'était pas mon âge. Que nous veut cette femme ? Nous raconter son passé, ses maladies, sa solitude… C'est probablement ce que vous vous êtes dit. Et puis, je souriais bêtement, n'est-ce pas ? C'est stupide, mais j'avais le trac.

J'aime écrire des lettres et n'en ai plus l'occasion. Je suis heureuse de pouvoir le faire à nouveau. Avec mes amis qui n'habitent pas dans la région, nous correspondons comme tout le monde, nous nous téléphonons ou nous envoyons des mails. Aujourd'hui, c'est comme ça. Je le regrette, car Esther a raison, on ne se confie pas de la même façon à l'oral et à l'écrit. Dans un mail, nous parons au plus pressé, ne nous préoccupons pas de style. Notre graphie dit aussi des choses de nous. Tout comme notre papier à lettres. Ce que je préfère dans la correspondance écrite, c'est l'idée que le temps prend son temps. Que la lettre voyage jusqu'à l'autre. Et les questions que nous nous posons à son sujet. Quand la lira-t-il ? Quand nous répondra-t-il ? Est-ce une belle lettre ? L'ai-je convaincu ? Ai-je employé les mots qu'il faut ? Esther aurait pu baptiser son atelier : « Éloge de la patience et de la lenteur »...

Depuis douze ans, j'habite à la campagne, à trente kilomètres de Lyon. Verjus était un très joli village quand je m'y suis installée, avant que les lotissements le grignotent, doucement mais sûrement. Des cubes aux murs en crépi blanc, aux volets couleur jaune paille et aux jardins neurasthéniques. Auparavant je vivais à Lyon, sur la presqu'île. J'étais professeure de piano. J'ai dû arrêter pour cause de polyarthrite. J'ai lutté, ignoré la maladie, mais un jour, elle est plus forte que vous et vous somme de renoncer. Je joue encore pour moi, quand mes doigts veulent bien m'obéir. J'ai été très heureuse dans mon métier. Après le conservatoire, j'aurais pu choisir une carrière de concertiste, mais j'ai préféré enseigner, chez moi. À toute heure de la journée, la sonnette retentissait. Ce que je préférais, c'étaient les enfants. Mon piano faisait des cavalcades, bondissait, trébuchait, bégayait… tout cela était très joyeux. Je voulais qu'il en soit ainsi. Quand je sentais que mes petits élèves manquaient de motivation, je leur fichais la paix et jouais pour eux. Ou bien je leur racontais des histoires. Jouer du piano, ce n'est pas uniquement connaître les morceaux, mais aussi l'histoire de la musique classique, la vie des compositeurs. Certains parents me reprochaient mon manque d'autorité. J'en convenais, mais c'était à prendre ou à laisser. Souvent, mes élèves abandonnaient, à l'adolescence ou quand ils entraient en fac. Je le vivais comme mon propre échec.

Hadrien est mort il y a déjà dix ans. Un infarctus. C'est jeune, cinquante-neuf ans, pour mourir. C'était un chic type. Il m'a offert une belle vie, j'ai essayé d'être à la hauteur. J'ai eu de la chance de le rencontrer.

Oh ! je suis là à vous raconter mes histoires sans intérêt. Vous avez mieux à faire. Peut-être avez-vous l'intention de ne correspondre qu'avec votre mari ? Pendant la réunion, vous vous êtes assis loin l'un de l'autre, j'ai pensé que cela ne devait pas aller très fort entre vous. Je ne vous connais pas, je vous voyais pour la première fois, vous aviez l'air fatiguée. Je ne veux pas être indiscrète, mais si vous avez besoin de parler, je suis là. C'est parfois plus simple de le faire auprès d'une personne qu'on ne connaît pas.

Bien à vous,
Jeanne

P-S : Je n'en ai pas l'air, mais je me défends contre la colère. Notre façon de saccager nos paysages et maltraiter les animaux me révolte.

Jeanne a eu du mal à écrire à Juliette. Trois premiers brouillons ont fini à la poubelle. Elle sait sa propension à s'emballer, à livrer ses émotions telles quelles. Elle ne veut pas la froisser, avoir l'air d'enquêter, mais elle ne peut pas non plus faire comme si elle n'avait pas remarqué son air triste. Juliette doit être jolie, mais elle se laisse aller. Ses cheveux noirs, qui retombent au milieu de son dos, sont ternes, elle se ronge les ongles, son pull était informe et son pantalon en velours côtelé, trop grand pour elle, ne valait pas mieux. Son corps athlétique, ses larges épaules et ses longues jambes ont quelque chose de rassurant, de solide. Il ne faut pas s'y fier. Cet abandon et cette fragilité, Jeanne les a côtoyés. Parmi les adultes auxquels elle donnait des cours, il y avait une majorité de femmes et, parmi elles, des âmes tourmentées. Des années d'expérience lui ont appris à les repérer. Certains signes ne la trompaient pas. Les mains peu assurées ou tremblantes, lorsqu'elles se posaient sur le clavier, les épaules rentrées, le souffle irrégulier et court, le sourire forcé, le regard absent, les morceaux tristes qu'elles choisissaient d'interpréter. La patience dont Jeanne faisait preuve, la douceur de sa voix, sa spontanéité et son rire facile suscitaient les confidences. Elle avait tout entendu : les divorces cauchemardesques, les adultères, les enfants à problèmes, les adolescents mutiques, le premier coup, puis le deuxième, dont le mari se repent par la suite, le chômage, les parents devenus vieux qu'on place dans une maison et qu'on a le sentiment de trahir.

Jeanne a reconnu chez Juliette la vie qui peine.

Juliette à Jeanne

Malakoff, le 16 février

Jeanne,

Avec votre mari, vous avez essayé, dites-vous, d'être à la hauteur. Vous ne le diriez pas si vous pensiez ne pas y être parvenue. Vous avez de la chance. J'ai essayé, moi aussi, mais j'ai échoué.

J'ai été dépassée. J'ai dégringolé. Tout en bas. Je ne sais pas comment faire pour remonter ni si j'en ai le courage et le désir. Ne me jugez pas.

Je suis boulangère-pâtissière. J'ai deux boulangeries, à Paris dans le XIe arrondissement, rue de Montreuil, et à Malakoff, rue Salvador-Allende. Je travaille des farines anciennes, favorise les pétrissages lents et les longues durées de pousse. Je fournis des chefs étoilés en pains particuliers. Mes best-sellers sont mes baguettes au gingembre et au charbon et mon pain de seigle. J'ai rencontré Nicolas à Madrid, dans une auberge de jeunesse. Nous venions de terminer nos études. Je l'ai aimé dès que je l'ai vu, tout aimé, d'un seul bloc. Il y avait quelque chose d'irrésistible chez ce jeune homme d'un mètre quatre-vingt-dix, au corps massif, aux yeux bleus et aux cheveux longs et frisés. Comment vous dire ? Une innocence que j'enviais. Il savait à quoi il allait se dédier, la cuisine. Il réussirait, cela ne faisait aucun doute. Il l'exprimait ainsi, sans la moindre prétention, avec une candeur qui prêtait à sourire. Sa force de caractère, sa confiance en lui m'ont portée toutes ces années. « C'est toi », m'a-t-il dit d'un ton assuré le premier matin de la première nuit. « C'est moi quoi ? » ai-je répondu bêtement. « La femme de ma vie. C'est toi. » J'aurais dû prendre la fuite, je suis restée. Il n'y avait rien de mieux que moi dans les bras de cet homme-là. Nous sommes rentrés en France, à Bourg-en-Bresse, là où il a grandi. Ses parents y tenaient une excellente brasserie, en centre-ville. J'ai été bien accueillie, ils étaient très gentils, mais cette vie de famille m'oppressait. Je voulais vivre à Paris, en faire ma ville, connaître autre chose que la province. J'ai grandi à Trouville. « Pourquoi pas ? » m'a répondu Nicolas. Six mois plus tard, nous emménagions dans un studio, tout près de la place Maurice-Chevalier, dans le XXe arrondissement. Nous avons trouvé du travail, lui au restaurant l'Astrance, moi chez Landemaine, une très bonne boulangerie-pâtisserie. Dans ces métiers, ce n'est pas le travail qui manque.

À Paris, nous n'arrivions pas à économiser comme nous l'espérions. Cinq ans après, heureusement, ses parents nous ont prêté de l'argent. Nicolas a pu ouvrir son restaurant, le tout premier, rue Oberkampf. Un mouchoir de poche, douze couverts. Un coup de peinture, une cuisine refaite à neuf, des tables, des chaises en bois achetées aux puces de Vanves et tout le talent de Nicolas dans les assiettes. Très vite, il a affiché complet, eu des articles dans la presse, été remarqué et distingué par les guides culinaires. C'était parti.

J'ai repris une boulangerie à Malakoff. Le bail n'était pas cher. Cette fièvre, Jeanne, cette excitation, quand j'ai levé le rideau de fer de MA boulangerie la toute première fois, prête à accueillir mes tout premiers clients ! Ces secondes éblouissantes, je sais qu'elles resteront gravées en moi jusqu'à la fin. Je ferme les yeux, elles sont là, tout près. Comme le souffle du vent quand il frôle votre visage. Ouvrir une boulangerie, c'était bien plus que simplement faire et vendre du pain et des viennoiseries. La boulangerie, c'est le lieu fédérateur par excellence, où se côtoient l'homme d'affaires et le chômeur, la *wonder woman* et la femme au foyer, où chacun passe tous les jours, ou presque. C'est là aussi qu'on envoie son enfant faire une course seul pour la première fois. Avec le bistrot, la boulangerie, c'est le cœur du village. Un endroit essentiel, heureux. Quand j'ai passé mon CAP, j'ai constaté avec surprise que beaucoup des étudiants avaient choisi la boulangerie par défaut. Pour moi, c'était le nirvana.

Pour rejoindre ma boulangerie, je partais au milieu de la nuit à scooter. Le bruit des camions poubelles m'accompagnait dans Paris endormi, le long de ses trottoirs déserts, dont les rats étaient les rois pour encore quelques instants. Je me revois en plein hiver, grelottant, sous une pluie glaciale, abrutie de fatigue parce que je n'avais pas assez dormi, mais heureuse de rejoindre ma boulangerie, quoi qu'il arrive. « J'aime une masochiste », rigolait Nicolas. Lui rentrait tard le soir. Drôle de vie pour un jeune couple. On nous disait : « À ce rythme, vous ne tiendrez pas. » On ne voyait pas où était le problème et on avait bien raison. On voulait profiter de nous deux, réussir dans nos vies professionnelles avant d'avoir des enfants. On n'a pas vu le temps passer. Résultat : j'avais trente-huit ans quand je suis tombée enceinte. Adèle est née. Rien n'a plus été pareil. Mais je n'arrive pas à vous en parler. Je peux juste vous écrire que j'ai eu la sensation d'être ensevelie vivante. Depuis, je me défends contre l'engloutissement. Elle a neuf mois.

Je ne me sens bien que les mains dans la farine, avec la chaleur de mes fours, les odeurs de cuisson, la vision de mes pains qui se gonflent et lèvent. Mon dernier pain s'appelle La Belle Brune. Il est à base de bière brune, de raisins secs et a des arômes grillés de sésame. J'ai quelques spécialités très gourmandes, comme mes *Crispy Chocolate* à la confiture de lait, ma brioche du dimanche, avec des crackers au miel, du cacao de Chuao. Avec Nicolas, nous passions des soirées entières à discuter produits, créations culinaires, restaurants, épiceries, à trouver des noms à ses plats, à mes gâteaux et à mes pains. Aimez-vous les grosses miches de campagne à la croûte dorée et craquante, à la mie nacrée et aux odeurs grillées ?

Juliette

À l'origine

Jeanne à Juliette

Verjus-sur-Saône,
le 20 février 2019

Bonjour Juliette,

Grâce à vous, j'ai goûté ce matin à un plaisir devenu rare : trouver dans ma boîte aux lettres, parmi les désagréables factures et ennuyeux prospectus, une enveloppe à l'adresse manuscrite. Ce genre de courrier éveille instantanément mon intérêt, comme celui de nombreuses personnes.

Votre lettre m'a émue. Vous parlez au passé de votre bonheur avec Nicolas, mais aussi de votre mari avec amour et tendresse. Qu'est-il donc arrivé ? À vous lire, tout laisse penser que vous étiez un couple uni.

Comme je vous l'ai écrit, Hadrien a été le grand amour de ma vie. J'étais encore au conservatoire quand je l'ai rencontré lors d'une soirée, à Paris. Je me souviens de l'appartement, sur la butte Montmartre. Immense, avec vue sur le Sacré-Cœur. Béatrice, l'une de mes meilleures amies, avait tenu à m'emmener. Ils étaient plusieurs à fêter leur diplôme de médecine ce soir-là, dont Hadrien. « Tu vas voir, m'avait-elle prévenue, les étudiants en médecine sont de gros fêtards. » Je n'ai pas été déçue. Hadrien et moi avons fini à cinq heures du matin au Pied de Cochon, un restaurant qui ne ferme jamais. Il allait rejoindre Freetown, en Sierra Leone, quelques jours plus tard. Il avait visité le pays avec ses parents quand il était adolescent et rêvait d'y retourner. Il comptait y exercer son métier de généraliste un certain temps, avant de rentrer en France. Combien de temps, exactement, il n'en avait pas la moindre idée, ne voulait surtout rien s'imposer. Nous ne nous sommes pas quittés jusqu'à son départ. Je ne suis pas certaine que nous aurions vécu ces quelques jours ensemble de manière aussi intense - je peux même dire désinhibée - si nous n'avions pas eu son départ en ligne de mire à chaque seconde. Nous n'avions pas de temps à perdre. Je l'ai accompagné à l'aéroport. J'ai regardé son avion décoller. J'étais heureuse pour lui. Je pensais ne plus le revoir et c'était bien comme ça. Je n'avais pas envisagé une seconde qu'il m'écrirait. Il m'a écrit à peine arrivé. À un rythme de plus en plus soutenu, durant ses quatorze mois loin de la France. Il est difficile de ne pas céder à un homme drôle et amoureux.

À son retour, je suis allée le chercher à Roissy. Quand je l'ai vu à travers la vitre, je l'ai trouvé tellement beau que j'ai failli prendre la fuite. Il était bronzé, portait une chemise africaine multicolore et des colliers avec des perles en bois. Ses cheveux, qu'il avait laissés pousser jusqu'aux épaules, avaient éclairci. Il avait gagné en assurance.

Aujourd'hui encore, j'aime relire ses lettres. Elles sont là pour me rappeler combien nous nous sommes aimés. Ensuite, je suis triste, mais ce n'est pas désagréable. C'est cette fichue nostalgie. Elle va, elle vient…

Nous n'avons pas tardé à déménager, à Lyon, car nous ne tenions pas particulièrement à vivre à Paris. Il a installé son cabinet à la Croix-Rousse. C'était un médecin très aimé et sur lequel on pouvait compter. Il exerçait bénévolement deux demi-journées par semaine dans un hébergement d'urgence pour hommes isolés. Il soutenait ses patients, se transformait en assistant social quand les circonstances l'exigeaient. Pour eux, il affrontait les lourdeurs administratives, l'indifférence, le mépris, ne s'énervait jamais, ne lâchait rien et finissait par obtenir ce qu'il leur avait promis.

Tous les étés, nous faisions un grand voyage. Nos seules vacances de l'année. Nous sommes allés à de nombreuses reprises en Afrique, au Mozambique, en Sierra Leone, en Côte d'Ivoire. Je le soupçonnais de visiter ces régions reculées pour y donner des consultations gratuites. Les paysages ne l'intéressaient guère.

Avec les années, nos amis ont divorcé. Chaque nouvelle séparation nous attristait. Hadrien et moi étions deux rescapés au milieu d'un champ de ruines. Nous n'avons pas connu la trahison, la lassitude, les coups bas, la jalousie. Pourquoi nous ? Qu'avions-nous de plus ou de moins qu'eux ? Rien. Nous ne voulions pas d'enfant, ce qui intriguait nos proches. Nous étions bien à deux. Nous assumions, même si ce n'était pas toujours facile, surtout pour moi. Aux yeux des autres, une femme qui ne désire pas procréer est incomplète, forcément traumatisée et/ou névrosée. Je passais mes journées avec des enfants, j'aimais ça, pourquoi n'en voulais-je pas ? me demandait-on. Je ne voyais pas le rapport, répondais-je, entre l'enseignement du piano et la maternité. Je ne convainquais pas grand monde. Il y avait aussi ceux qui évitaient le sujet, persuadés que l'un de nous avait un problème physiologique. Le regard sur les femmes qui ne veulent pas d'enfant a-t-il changé ? Je n'en ai pas l'impression.

J'avais trente-sept ans quand je suis tombée enceinte. C'était un accident. Nous avons hésité à garder le bébé. C'est mon âge qui nous a décidés. Nous n'aurions probablement pas une autre chance. Nous avons eu une fille, Aurélie. Elle nous a rendus très heureux. Elle vient d'avoir trente ans.

Hadrien a fait un infarctus il y a dix ans, en Tanzanie, alors que nous étions en vacances. La veille de sa mort, nous marchions dans les montagnes de Lushoto. Il s'est tourné vers moi, m'a souri et m'a dit : « Je ne me sens pas très bien depuis ce matin. Je vais demander au guide s'il peut m'emmener à l'hôpital, demain. » Je lui ai suggéré d'y aller tout de suite. « Pourquoi attendre ? » ai-je insisté. Il ne fallait pas prendre à la légère cette douleur à l'épaule et son essoufflement. Il a ri : « Arrête de t'inquiéter, c'est qui le médecin, ici ? Tout va bien, c'est juste un coup de fatigue. Je vais me coucher tôt et on partira tranquillement, après le petit déjeuner. » Sa nuit a été agitée. Nous nous sommes levés à l'aube. Il avait une mine de papier mâché. Je suis restée une vingtaine de minutes dans la salle de bains, en face de notre bungalow. Puis je me suis rendue directement dans les cuisines, de l'autre côté du parc, pour récupérer un plateau avec notre petit déjeuner. Je voulais faire au plus vite. À mon retour, Hadrien était mort, au pied du lit. Voilà, chère Juliette, la vie prend parfois une tournure que nous n'avions pas imaginée. Cette immense et vertigineuse absurdité. Mais peut-être l'avez-vous déjà éprouvée. Oh ! si vous saviez comme je m'en suis voulu de lui avoir laissé le choix.

Hadrien est enterré au cimetière du village, mais je n'y vais pas. À quoi bon ? J'évite de passer devant. Sa tombe doit être dans un sale état, je m'en fous. Je préfère lui parler ici, chez nous. Est-ce plus irrationnel que debout face à une pierre tombale ? Le silence en écho est le même. Ce corps enfermé dans un cercueil, qui s'abîme et pourrit, devient poussière, ce n'est plus lui.

Vous voyez que je me confie à vous avec une grande liberté. Ne croyez pas que ça m'est facile. Essayez à votre tour de me parler de ce qui vous préoccupe.

Bien amicalement,
Jeanne

Juliette à Jeanne

Malakoff, le 24 février 2019

Bonjour Jeanne,

Savez-vous ce qu'est la dépression du post-partum ? Elle touche les femmes qui viennent d'avoir un enfant. Les hommes aussi, mais plus rarement. La difficulté d'être mère, la face noire de la maternité, celle dont on parle trop peu. C'est le mal dont j'ai été atteinte quand j'ai eu ma fille. Je ne suis pas encore capable de vous le raconter. Si je fais l'effort de me souvenir des événements, de les restituer chronologiquement, de retracer ma longue dégringolade, j'ai peur de trop m'approcher du feu, de me blesser. En revanche, je peux essayer de vous parler de la maladie en gardant une certaine distance, pas en mon nom, mais au nom de toutes les femmes qui en souffrent, même si chaque histoire est différente. Peut-être pourrai-je, plus tard, vous écrire ce qui m'est arrivé. Si j'y parviens, c'est que j'aurai réussi à dépasser un peu la honte qui me paralyse. Ce sera une belle victoire, je n'en suis pas là.

Il faut que vous sachiez, Jeanne, qu'avant d'en être victime, j'aurais été incapable de vous dire ce qu'était la dépression du post-partum.

La très grande majorité des femmes qui viennent d'accoucher sont dans un état d'épuisement et de vulnérabilité important, ce qui peut faire resurgir des blessures mal cicatrisées, des questions sans réponses, des traumatismes enfouis, souvent liés à l'enfance, des sentiments archaïques qui ne sont pas toujours les bienvenus. Une grossesse mal vécue, un accouchement compliqué, une épisiotomie douloureuse, une césarienne en urgence, l'échec de l'allaitement, des sages-femmes peu compréhensives, des infirmières qui ne répondent pas (ou de travers) à nos attentes, des mésententes au sein des familles accentuent notre insécurité. Ils sont des déclencheurs possibles de la « DPP ». Pour des mères particulièrement fragiles, ils précèdent l'effondrement psychique, qu'on met d'abord sur le compte de la fatigue, du manque de sommeil, du baby-blues.

De retour à la maison, elles se sentent incompétentes, sont tétanisées par la peur de mal faire avec leur enfant. Elles n'ont pas le décodeur. Elles se demandent, paniquées, pourquoi elles sont dépourvues de cet instinct maternel dont on leur a rebattu les oreilles depuis qu'elles sont nées. Nous, les femmes, grandissons avec ce dogme irrécusable : il n'y a pas plus grand bonheur que d'avoir un enfant. Si vous saviez comme, aujourd'hui, cette sentence me met en rage ! Alors, accablées, elles taisent ce qu'elles endurent. Pour ces nouvelles mamans, les visites de la famille et des amis, qui s'extasient devant le bébé, félicitent les parents, sont des moments éprouvants. Elles sont en porte-à-faux, tentent de faire bonne figure. Si elles se mettent à pleurer, on leur conseille de se reposer, on invoque le baby-blues, banal, quasi inévitable, vite passé et sans conséquence. Toutes les victimes d'une dépression du post-partum connaissent la honte et la culpabilité. Dans les pleurs de leur bébé, elles entendent leur propre détresse, un appel au secours auquel elles ne peuvent pas répondre. Il leur renvoie une image monstrueuse d'elles-mêmes. La vraie solitude est là : quand elles mettent au monde un enfant, se retrouvent seules avec lui, incapables de combler ses besoins, de lui offrir tendresse, amour. La naissance a ouvert une faille qu'elles ne soupçonnaient pas. Les jours passent, l'angoisse monte, elles ont l'impression d'être nulles, s'enfoncent dans la désolation et finissent par lâcher prise. Il leur arrive de prendre en grippe ce petit être qui empoisonne leurs jours et leurs nuits. Je ne dramatise pas. Combien de ces femmes ont éprouvé l'envie furieuse et insensée de jeter leur bébé par la fenêtre, de l'étouffer avec un oreiller ? Se sont vues le faire ? Moi la première. Il leur est impossible d'être mères. En devenant mères, elles ne sont plus. C'est leur enfant ou elles. « Je suis la coquille qui s'est brisée en mille morceaux pour laisser sortir le poussin », a témoigné l'une des femmes de la maternologie où je suis soignée. Voilà qui décrit parfaitement ce que, toutes, elles ressentent, convaincues qu'elles ne sont pas à la hauteur. D'ailleurs, elles ne le sont pas. Et pourtant, sans leur bébé, elles ne sont plus tout à fait elles, puisqu'il leur est impossible de revenir en arrière, de vivre sans lui. Les femmes souffrant d'une dépression postnatale font toutes le même constat : elles sont descendues dans les enfers.

Juliette

Lorsqu'elle n'est pas à l'unité de maternologie, Juliette essaie, comme on le lui a conseillé, de « vivre l'instant présent ». Les antidépresseurs et les anxiolytiques la plongent dans un état lénifiant, qui maintient la douleur à distance. Il lui a suffi d'écrire sur la dépression du post-partum pour se sentir à nouveau mal. Écrire au nom de toutes celles qui en sont victimes pour se protéger était illusoire. La tête lui tourne, la panique la prend, bientôt elle délirera. Qu'elle ne soit pas tombée enceinte, ne lui ait pas donné la vie, que tout redevienne comme avant sa naissance, qui a tout saccagé. Oui, elle aime son bébé, ne lui veut aucun mal, surtout pas. C'est Adèle, l'innocence incarnée, qu'il faut mettre à l'abri, qui a droit au bonheur. Le monstre, c'est elle. Juliette se recroqueville sur son matelas. Respirer lentement et régulièrement. Ses cachets, là, tout près. Se plonger dans le sommeil.

Jeanne à Samuel

Verjus-sur-Saône,
le 21 février 2019

Cher Samuel,

Si vous aimez écrire sur des nappes en papier, ne vous gênez pas pour moi. Votre écriture est lisible. Participer à un atelier d'écriture plutôt que travailler dans un supermarché montre que vous avez de la jugeote. Quel âge avez-vous, Samuel ? Je crois comprendre que vous ne faites pas d'études et ne travaillez pas non plus. Vous ne vous ennuyez pas ? Lorsque j'étais enfant, je passais les grandes vacances avec mes parents en Corrèze, où ils avaient une petite maison de famille, perdue dans la nature. Nous y étions quatre semaines, tous les trois. Oh ! vous ne pouvez pas imaginer comme je m'y suis emm… ! Heureusement que j'avais la musique. J'étais fille unique, je n'avais pas d'amis dans les environs, si ce n'est ma cousine germaine. Elle habitait de l'autre côté du village. Elle remplissait ses journées avec ce qu'elle avait sous la main : des crayons, des feutres, des perles, de la terre, des bouts de carrelage… Je l'admirais. Elle était douée. En comparaison, j'étais une empotée. Je voulais qu'elle aussi m'admire et pour ça, je n'avais que le piano.

Alors, quand elle venait chez moi, je jouais pour elle. C'était peine perdue, elle quittait généralement la pièce au bout de quelques minutes, bam ! en claquant la porte bruyamment. Dehors, elle montait aux arbres avec agilité et si nous jouions à cache-cache, j'étais sûre de perdre ; elle se dissimulait dans des recoins où je craignais de m'aventurer. Elle n'avait pas besoin de moi pour s'amuser et me le faisait savoir. Je voulais briller devant elle mais elle n'entrait pas dans mon petit jeu. C'est parce que je me sentais désœuvrée que j'ai décidé de fréquenter la bibliothèque du village et commencé à lire. *Bel-Ami*, de Maupassant, a été mon premier coup de foudre littéraire.

Si on m'avait dit qu'un jour j'habiterais à la campagne, je ne l'aurais pas cru. Je vis dans une maison au milieu des vignes. J'aimerais pouvoir écrire « perdue au milieu des vignes », mais ce serait exagéré, étant donné le nombre de lotissements qui m'entourent. Hadrien, mon mari, était médecin généraliste. Après nos études à Paris, je l'ai suivi à Lyon, où il a ouvert son cabinet dans le quartier de la Croix-Rousse. Pendant des années, j'ai reçu mes élèves dans notre appartement. Puis Hadrien a eu envie de s'installer à la campagne, où l'on manquait de médecins (c'est toujours d'actualité). Je redoutais cette nouvelle existence, mais il y avait une compensation : des prés pour accueillir des animaux. J'en rêvais. Nous nous sommes installés à Verjus, un village de mille trois cents âmes. Il a ouvert un cabinet. La simple satisfaction des habitants quand il est arrivé m'a consolée d'avoir dû quitter Lyon. Je continuais à m'y rendre plusieurs fois par semaine pour enseigner à domicile et au conservatoire. À Verjus aussi, je donnais des cours.

Mon mari est décédé il y a dix ans. Il avait cinquante-neuf ans. C'est jeune pour mourir. Moi, j'en ai soixante-sept. Vous me demandez, Samuel, pourquoi j'ai parlé de colère. Parce que je suis de celles qui aiment mener des batailles. Ce sont elles qui me font me lever le matin. Oh ! je mène de toutes petites guerres et je compte mes victoires sur les cinq doigts de la main. Cependant, grâce à elles, je me sens vivante et – comment le dire sans que ceci paraisse ou utopiste ou naïf – inscrite dans le monde et la société. Je comprends ceux qui, autour de moi, me trouvent épuisante, mais, à ma décharge, je suis une va-t-en-guerre à l'âme sensible. Je voue une passion aux animaux. Je voudrais qu'on leur donne la place qui leur est due parmi nous, qu'on les respecte. Regardez-vous des documentaires animaliers, Samuel ? Il y en a d'extraordinaires à la télévision. Tous les animaux, du plus petit au plus grand, possèdent une intelligence particulière, des capacités uniques, des intuitions géniales. Je ne vais pas vous faire ici la liste de tous les malheurs que l'homme leur fait subir. Je me méfie des extrémistes qui leur trouvent plus de vertus qu'aux humains, mais rendons-nous à l'évidence : en matière de cruauté envers les animaux, pour les exploiter au maximum, nos ressources et notre imagination sont inépuisables. Ça me rend triste. Pas plus tard qu'hier, j'ai découvert la Fête du sang, au Pérou. Des taureaux se débattent sous les coups de bec de condors dont les pattes sont cousues dans la chair de leur dos. Ils cherchent à se détacher, dans une sorte de rodéo insoutenable. Le condor fait souffrir le taureau, le taureau fait souffrir le condor. Un rituel parmi des milliers d'autres dont l'homme a le secret. Protégeons les animaux, respectons la nature sinon, un jour ou l'autre, nous le payerons cher.

Je me bats contre les élevages intensifs, pour que cessent les spectacles d'animaux en France, contre la chasse à la glu, l'abattage des bêtes sans étourdissement. Je signe des pétitions, j'aide les associations à obtenir des rendez-vous, je rencontre des hommes politiques, des directeurs d'organismes et de fondations pour tenter de les sensibiliser à des causes qui les concernent directement. Je donne également un coup de main, l'été, aux refuges de ma région, qui recueillent les animaux abandonnés. Il m'est difficile de rester motivée après toutes ces années, alors que la plupart du temps, ça se termine par un échec. Et puis, je remporte une petite victoire et ouste ! je regagne l'élan nécessaire pour me sentir à nouveau d'attaque.

Si vous le souhaitez, je vous parlerai de mes animaux. En avez-vous ?

Je me bagarre aussi contre les lotissements, qui poussent comme des champignons dans ma région. J'ai bien conscience que nous sommes de plus en plus nombreux sur cette Terre, qu'il faut construire des logements et que chacun d'entre nous devrait avoir un toit sur la tête. Pour cette raison, nous détruisons des paysages, empiétons un peu plus tous les jours sur la nature. Soit. Nous n'avons pas le choix. Est-ce une raison pour faire l'impasse sur l'esthétique ? Aligner les cubes en béton, tous pareils ? On me répond que c'est facile, pour moi, avec ma jolie maison en pierre. « Ah ! Ces gens de la ville ! » pensent-ils. Pff… On peut construire beau pour pas plus cher. Il ne faut pas me prendre pour une quiche. Certains architectes et/ou promoteurs font intervenir les futurs propriétaires en amont. Ils ont leur mot à dire sur les extérieurs et l'intérieur des appartements, la disposition des pièces, la décoration… Il y a même des pièces communes, une laverie, un appartement pour les invités, une pièce pour organiser des réunions et des fêtes. Je m'emballe, je m'emballe… pardon, Samuel.

Et vous, dites-moi pourquoi vous vous défendez contre l'envie de tout casser.

Amicalement,
Jeanne

<u>Samuel à Jeanne</u>

1er mars

Bonjour Jeanne,

En fait j'aime bien écrire sur des nappes en papier et comme ça vous dérange pas, je vais continuer. Ma mère me dit comme vous (sauf qu'elle, c'est en mode énervé) : « Mais tu ne t'ennuies pas à force de ne rien faire ? » Quand mon frère était à l'hôpital et que j'allais lui tenir compagnie, l'après-midi, je trouvais le temps long. Je n'osais pas jouer sur mon téléphone, j'étais censé lui parler, mais je ne savais pas trop quoi lui dire. Je crois qu'il avait compris et que ça l'amusait. Julien avait trois ans de plus que moi. Il avait un cancer depuis longtemps. Il est mort le 25 octobre 2017, à vingt et un ans. Enfin presque, il les aurait eus la semaine d'après. Je me suis aperçu il n'y a pas longtemps que je ne sais pas depuis quand il était malade. J'ai l'impression qu'il l'a toujours été, de l'avoir connu que comme ça, mais peut-être que je me trompe. Un cancer laissait la place à un autre cancer. Il est peut-être né en bonne santé, normal. Un petit garçon comme les autres. Comme moi. Ce sont des questions que j'ai commencé à me poser après sa mort. Avant, non. Pour moi, c'était comme s'il avait toujours été malade et le serait toute sa vie. Je n'ai pas pensé qu'un jour il pourrait guérir ou mourir. Je n'ai pas les réponses. Je ne peux pas en parler avec mes parents. On parle plus de lui, c'est devenu tabou. Je me demande comment on en est arrivés là. Quelque part, ça m'arrange. Je ne sais pas quoi faire du chagrin de ma mère. J'ai rien pour la consoler. Pas les mots, pas les gestes, et je me sens encore plus une merde. Je l'entends pleurer dans son lit, avant que mon père la rejoigne dans la chambre. Avant, ils se couchaient en même temps. Elle essaie de ne pas faire de bruit, mais je l'entends. Nos cloisons, c'est du papier à cigarettes. Je reconnais ce bruit-là, celui des sanglots qui s'étouffent et meurent contre un oreiller. J'ai grandi avec, en fait. Des fois, ça me donne envie de tout casser, des fois, ça me donne envie de chialer. Depuis que Julien est mort, la crise de larmes de ma mère tous les soirs, c'est devenu une manie. Mon père, lui, il s'est refermé sur lui-même. Il prend des médicaments pour tenir le coup. Avec ma mère, ils se disent le minimum. J'essaie de me rappeler comment ils étaient avant la mort de Julien. En fait, ils parlaient que de ça, les dernières chimios, le nouveau protocole, lequel des deux pouvait se libérer pour l'accompagner chez son kiné, à l'IRM... Julien prenait toute la place, entre mes parents et moi, mais aussi, je m'en rends compte maintenant, entre mon père et ma mère.

Mon père n'arrive plus à dessiner. Moi, je n'arrive pas à pleurer. C'est comme si tout s'était bloqué le jour où mes parents m'ont annoncé que c'était fini. J'ai pensé que, de toute façon, il n'y aurait personne pour me consoler, je ne voulais pas rajouter ça à mes parents, du chagrin au chagrin. Tous les trois, on a fait pareil. On a pleuré chacun de notre côté, pour nous épargner les uns les autres. Je suis allé dans la forêt, pour crier. Rien n'est sorti. Un soir, j'ai bu, vous pouvez pas imaginer, j'ai même pas réussi à vomir. J'ai eu la barre pendant deux jours. Mon corps est comme une forteresse, il me fait mal tellement je suis crispé, constamment aux aguets. Je sens que si je relâche, je pourrais faire une connerie, tout casser. Je ne devrais pas vous raconter ça, c'est pas vos histoires, mais vous vouliez savoir pour mon envie de tout casser.

Non, je n'ai pas d'animaux. J'aimerais bien avoir un chien. Vous avez quoi comme animal ? Il est mort de quoi votre mari ? En tout cas, je veux jamais d'enfant.

Vous me demandez ce que je fais la journée. Ça dépend. Je vois mon copain Ben, ensemble on regarde *Game of Thrones*, mais en ce moment, il travaille, dans un restaurant, et c'est pas évident de se voir. Je geeke pas mal, je fais des courses pour ma mère, je lui rends des services quand elle me le demande. Je lis pas. Je regarde pas mal de séries, c'est vrai. Je suis devenu accro avec *Engrenages*, mais ça date. Quand mon père rapporte *Le Parisien*, je jette un œil. Franchement, les livres c'est pas trop ma came. Je me vois pas bien dans une librairie ou une bibliothèque, ça m'impressionne ce genre d'endroits. Je saurais pas quoi faire de moi, quoi choisir.

Les études, c'était pas pour moi. J'étais nul. Quand Julien est mort, ça ne s'est pas arrangé. Je me suis fait virer à la fin de ma seconde. Ma mère a cherché à m'inscrire dans un lycée privé, mais je lui ai demandé de me laisser tranquille jusqu'à la fin de l'année. Elle a accepté. De toute façon, elle s'en foutait. Total, quand elle et mon père sont revenus sur le sujet, j'ai dit non, fini le bahut, je vais plutôt trouver une formation. Mais la vérité, c'est que j'ai pas cherché. Cela fait un an et demi et j'en suis au même point.

Samuel

Jean à Nicolas

Bruxelles-Paris,
le 22 février 2019

Bonjour Nicolas,

Vous n'êtes pas tout seul. Lorsque ma femme est partie, je n'arrivais pas à en parler. Je ne pouvais pas avouer que je ne ressentais rien. Ni joie, ni tristesse, ni soulagement.

Macha est russe. Elle a grandi à Moscou. Je l'ai rencontrée lors d'une série de conférences à Paris, sur les technologies du big-data et les enjeux sociétaux. Elle intervenait en tant que manager d'une grande chaîne de cosmétiques russes. Nous sommes sortis ensemble, après quelques allers-retours entre Paris et Moscou, elle s'est installée chez moi. Macha était une femme brillante et ambitieuse - elle l'est toujours. Je tiens à le préciser, parce que le cliché de la femme de l'Est qui épouse un riche Européen pour son argent a fini par m'horripiler. Pour ce qui nous concerne, il était absurde. Elle a pris des cours intensifs de français. Elle a retrouvé un poste de DG, toujours dans les cosmétiques.

Six mois après notre rencontre, elle me parlait déjà d'un bébé. Je trouvais qu'on avait bien le temps, la vie devant nous. J'étais amoureux, je voulais profiter d'elle, de nous. Pourquoi cette envie précipitée ? Son désir d'enfant m'a fait l'effet d'une douche froide. C'est dégueulasse, mais j'ai prié pour qu'elle ne tombe pas enceinte. C'est arrivé trois mois plus tard. Après la naissance de Boris, je n'ai pas retrouvé ma place. Il a signé la fin de mon bonheur conjugal. Je me sentais de trop. Ce n'était pas la faute de Macha. J'avais été fauché en plein vol. Emma est née deux ans plus tard. Je n'ai rien changé à ma vie parce que j'étais devenu père. Au contraire, je me suis réfugié dans le boulot.

Macha est tombée amoureuse. Je n'ai éprouvé ni peine, ni jalousie, ni joie, ni colère, ni soulagement, ni blessure d'ego. Boris avait onze ans quand nous nous sommes séparés, Emma neuf. Ma femme et mes enfants se sont fait la malle et moi, je suis resté imperturbable, fidèle à ma routine, au rythme qui régentait mes semaines, à mes réunions, mes repas d'affaires, mes calls avec l'étranger, tôt le matin et tard le soir. Je n'ai fait que passer, ne vous dérangez pas pour moi.

Nous avons réussi notre divorce. Pas de guerre à propos de l'argent, de la garde des enfants ou de l'appartement. Je lui ai donné ce qu'elle souhaitait et qui me semblait juste. Elle s'est remariée quelques années plus tard, avec un peintre français, qui a une certaine cote. Ce n'était pas pour lui qu'elle m'avait quitté.

Quant à mes relations avec mes enfants, elles sont proches du néant. Ils n'y sont pour rien. Je suis le seul fautif.

À bientôt,
Jean

<u>Nicolas à Jean</u>

Paris, le 4 mars 2019

Eh Jean !

Faut vous bouger ! La vie est courte. C'est quoi, ce ton désabusé ? Vous êtes tout le temps comme ça ? Ce n'est pas possible. Et puis ce rôle de victime, dans lequel vous semblez vous complaire, je déteste. Avec votre femme, avec vos enfants, tout est de votre faute ? Arrêtez de jouer les Calimero. Reconnaissez que vous faites une belle carrière, au moins. Moi, je ne cause pas avec un type déprimé. Je n'ai pas besoin de ça, croyez-moi, car question emmerdes, j'ai décroché le gros lot.

Vous devez bien avoir la pêche et croire un minimum à ce que vous faites pour motiver vos équipes, non ? Je vous ai googlisé et suis tombé sur un portrait de vous plutôt élogieux dans *Les Échos*, avec votre photo : regard d'acier, mâchoire de requin, costume noir trop classe, waouh ! Les voyages, ça n'a pas (ou plus) l'air d'être votre came. Vous ne pouvez pas déléguer et vous poser, à Paris ou ailleurs ? Perso, si je n'arrive pas tous les jours au Camélia avec la volonté d'en découdre et de donner le meilleur de moi-même, ma brigade et les clients me le font vite payer. Je suis sûr que vous non plus n'avez pas le choix.

Vous m'écrivez que vos relations avec vos enfants sont « proches du néant ». Ah bon. Et pourquoi donc ?

Je vous envie d'habiter rue de Rivoli, même si cela doit être bruyant. Votre appartement donne sur les Tuileries ?

Ce matin, je paie la journée d'hier. On n'était pas assez nombreux en cuisine et quand c'est comme ça, la pression est multipliée par dix. On doit assurer, tout envoyer à l'arrache. J'y arrive, mais je ne fais pas de miracles. Je pare au plus pressé, je déteste ça. Je voudrais que mes assiettes soient toutes parfaites, sans exception. Quand on est chef, on apprend à vivre avec le stress. Il est intense pendant les coups de feu du midi et du soir. J'espère qu'en vieillissant, je le gérerai mieux.

Vous cuisinez, Jean ? Vous, Esther, je sais que oui, nous en avons parlé ensemble. À ce sujet, je me suis renseigné sur les spécialités du Nord et je vais essayer le waterzoï et la carbonade. La gaufre aussi, quand je serai réconcilié avec le sucre (petite parenthèse pour Esther).

Jean, il faut que j'arrive à vous parler de ma femme et de ma fille. Depuis qu'Adèle est née, je ne sais plus sur quelle planète je vis. J'ai découvert l'immense bonheur d'être père. Dommage que vous soyez passé à côté. Pour Juliette, sa mère, cela a été tout le contraire. Elle a détesté être enceinte. Elle faisait des cauchemars, se trouvait laide, ne supportait pas de marcher lentement, se plaignait sans arrêt. Un boulet. Je m'en prenais plein la gueule, quoi que je fasse, quoi que je dise. Jusque-là, Juliette n'était ni capricieuse ni caractérielle. Je ne comprenais pas ce qui lui arrivait, mais ne m'inquiétais pas. J'étais simplement surpris, et énervé. J'ai mis son attitude sur le compte de la grossesse. J'ai fait le dos rond. J'ai pensé que tout irait mieux quand le bébé serait là. Raté sur toute la ligne. Il y avait un je-ne-sais-quoi de lâche dans mon déni. Ça aurait de la gueule, un plat qui s'appellerait « un je-ne-sais-quoi », non ? Un petit côté évanescent et mystérieux qui me plaît...

Quand elle est rentrée de la clinique, Juliette pleurait pour un rien. Je me souviens de m'être dit : « C'est donc ça le baby-blues, ce drôle de truc ? Putain que c'est long à passer. » S'occuper d'Adèle lui coûtait, rien n'allait de soi. Elle lui donnait le biberon, la changeait, la prenait cinq minutes dans les bras, à heures fixes, mais elle n'était pas là. Elle agissait comme un robot. De plus en plus souvent, en rentrant du restaurant, je trouvais Juliette dans notre chambre, la porte fermée, allongée sur le lit, les yeux grands ouverts. Adèle pleurait dans son berceau, mais elle ne l'entendait pas. Ou ne voulait pas l'entendre. Elle n'arrivait pas à me dire ce qu'elle avait. J'étais dans le brouillard. Ce que j'aimais chez ma femme, sa gaieté, son énergie, avait disparu. J'ai laissé filer les jours, espérant que son état s'améliorerait. Au restaurant, j'étais tendu. Plus les jours passaient et plus je me disais que c'était de la folie de les laisser seules toutes les deux. Je me méfiais des réactions de Juliette, mais ne voyais pas plus loin que le bout de mon nez. Je finissais par laisser tomber. Le drame, le vrai drame, je me refusais à l'envisager. Je multipliais les allers-retours entre la maison et le Camélia. Quand j'y repense, j'ai failli me foutre en l'air plus d'une fois sur mon scooter. Je voulais que Juliette me parle, mais n'arrivais à rien. Franchement, elle m'emmerdait.

Aujourd'hui, j'ai un vrai problème : je n'arrive pas à effacer l'image de Juliette à cette époque. Celle d'une femme complètement perchée, et ce truc dingue dans le regard. Elle était jalouse d'Adèle. Vous imaginez ? De sa propre fille. Je ne savais même pas que c'était possible. Je voudrais faire disparaître au fond de ma mémoire cette femme paumée, que j'ai fini par ne plus supporter. Certains jours, je résistais à la tentation de la virer du lit, pour qu'elle se bouge. Faire disparaître, aussi, l'homme que j'étais alors, incapable de lui venir en aide, de la rassurer.

Depuis, j'ai conscience que la dépression est une maladie que je ne comprends pas. Je n'arrive pas à éprouver de la compassion pour ceux qui en sont atteints. J'ai envie de leur dire : « Mais bon sang, arrêtez de vous plaindre et bougez-vous ! Vous croyez quoi, que vous avez mille ans de tranquillité devant vous ? » Pas la peine de me dire que je suis à côté de la plaque, je le sais. J'étais désemparé, vous comprenez ? Dans ces cas-là, je peux devenir très con. Je ne dis plus rien et fais la gueule, pour me donner une contenance.

La Juliette que j'aimais tant, que je croyais connaître sur le bout de ses jolis doigts, mon amante, ma femme, mon amie, s'était envolée. La patience n'est pas mon fort. J'ai été dur avec elle. Pour ma défense, j'étais sur les rotules. Elle continuait de se lever à heures fixes pour s'occuper d'Adèle, puis se recouchait ou s'asseyait sur le canapé avec un magazine. Le jour où j'ai réalisé qu'elle n'en lisait pas une ligne et regardait fixement un point sur la page, j'ai paniqué. Je lui ai enjoint de prendre rendez-vous avec notre généraliste. Je pensais qu'elle monterait sur ses grands chevaux, m'opposerait un non catégorique. Elle a accepté tout de suite, comme si elle n'attendait que mon aval. Ce con lui a prescrit des vitamines et du repos. Elle se réveillera un matin et son baby-blues aura disparu, lui a-t-il assuré. Quelle mauvaise plaisanterie ! Nous avons perdu deux mois. Son état s'est dégradé. En réalité, elle faisait une dépression du post-partum. Première fois que j'entendais parler de cette maladie. Depuis, c'est long. Elle a été internée en hôpital psychiatrique, avant d'être transférée en maternologie. Puis elle est rentrée à la maison, puis elle nous a quittés,

Adèle et moi. Aujourd'hui, nous nous écrivons. Ma mère est venue m'épauler. Je n'ai pas les horaires idéaux pour engager une nounou.

Si on m'avait dit que je raconterais un jour tout cela à un type que je n'ai jamais vu… et à vous, Esther !

Allez, comme dit l'un de mes amis, à plus dans le bus,

Nicolas

Jean à Esther

Paris-Bruxelles,
le 22 février 2019

Bonjour Esther,

Une fois n'est pas coutume, je suis dans le train. Comme vous avez l'air très attachée à la météo, sachez qu'il pleut. La campagne sous la grisaille me file le cafard.

J'ai relu la première lettre que je vous ai envoyée. Je ne suis qu'un lugubre personnage, blasé et geignard par-dessus le marché. Si j'étais vous, je virerais sur-le-champ ce bonhomme ennuyeux.

Je suis né et ai vécu à Paris. Mes parents ont eu quatre enfants – je suis le deuxième. Nous avons tous été en internat à notre entrée au collège. Après Polytechnique, mon père a fait une belle carrière dans le privé, ma mère des études de gestion. Personne ne sait pourquoi, elle non plus probablement. Peu importe. Une fois mariée, elle a décrété qu'elle ne travaillerait pas. Ils se sont mariés à l'église. Ma mère est devenue très pratiquante, mon père ne l'était pas particulièrement. Nous habitions avenue Foch. Nos parents étaient stricts, à cheval sur les bonnes manières, attentifs au qu'en-dira-t-on, mais ils n'étaient pas méchants. Ils avaient un point commun : ils n'étaient pas faits pour avoir des enfants. Mais ce que le Seigneur désire… Contrairement à mon père, ma mère était issue d'un milieu très modeste. Ma grand-mère maternelle, Manine, que j'ai évoquée dans mon précédent courrier, travaillait aux Magasins réunis Étoile, dans le XVIIe arrondissement. Depuis, je crois que c'est devenu une Fnac. Je me sentais un peu comme chez moi dans ce petit grand magasin. Il était à taille humaine, pas comme les Galeries Lafayette et le Printemps, où ma mère me traînait pour m'habiller. Manine était remmailleuse, un métier qui a pratiquement disparu avec elle. La toute dernière remmailleuse, m'a-t-on dit, exerçait rue Tronchet. Quand j'écris cela, j'ai l'impression d'être né au XIXe siècle ! Bref, elle était chaleureuse, rigolote, et avait son franc-parler. De ses petits-enfants, j'étais le préféré et elle ne s'en cachait pas. Elle entretenait des rapports distants avec sa fille unique. Depuis son mariage, je suppose. « Ma fille, une bigote et une richarde, tu comprends, c'est trop pour moi, mon p'tit chéri », me confiait-elle. Ce qui l'attristait le plus, ce n'était pas tant que sa fille joue les grandes bourgeoises, mais qu'elle ait honte du métier de sa mère, au point de lui demander d'arrêter le remmaillage. Elle subviendrait à ses besoins, argumentait-elle. Pour Manine, il n'en était pas question. Ce que ma mère ne pouvait concevoir, c'était la satisfaction qu'éprouvait ma grand-mère à se rendre à son travail le matin. Manine était douée pour les travaux méticuleux, qui exigeaient de l'adresse et de la concentration. Elle se sentait à sa place auprès de ces clientes, pour la plupart de milieu modeste, comme elle, qui lui confiaient leurs bas et leurs collants. Elle remmaillait le Nylon, dissimulait les éraflures, camouflait les accrocs, stoppait les trous. « Je gagne ma croûte », me disait-elle avec fierté.

Mes parents me laissaient volontiers dormir chez elle, le samedi soir. À une condition : que ma grand-mère m'accompagne à la messe le lendemain matin, à Levallois près de chez elle. Elle avait promis. Nous y sommes allés une fois. Pour apprendre le nom du prêtre et repérer les lieux, au cas où. Manine craignait que ma mère ne s'invite sans prévenir. Nous passions donc l'heure de l'office au bistrot, juste en face de l'église. Je commandais une grenadine à l'eau, elle une bière, nous jouions au rami tout en surveillant les allées et venues. Nous avions un plan : si l'un de nous apercevait ma mère, nous nous tenions prêts à quitter le café à toute vitesse et à nous introduire dans l'église par la petite porte sur le côté, qui restait ouverte pendant la cérémonie. Elle n'est jamais venue. Je me suis souvent demandé si notre stratégie aurait fonctionné. Aujourd'hui, je suis convaincu que ma mère n'était pas dupe.

J'allais voir ma grand-mère aux Magasins réunis dès que je le pouvais. J'aimais la regarder faire, assise derrière sa petite table en bois, le visage baissé sur son ouvrage éclairé par une lampe. En attendant qu'elle ait fini, je patientais au rayon librairie. J'aurais pu passer des heures entre les Bibliothèques rose et verte. Dès qu'un *Club des cinq* ou un *Clan des sept* paraissait, elle me l'offrait. Ils avaient plus de valeur que ceux que mes parents m'achetaient, ou moi avec mon argent de poche. Puis nous rentrions chez elle, en bus, direction Levallois-Perret. Elle me cuisinait les meilleures patates sautées de la Terre et un inoubliable gratin de courgettes à la sauce béchamel. Elle me dorlotait, m'emmenait pique-niquer au bois de Boulogne, au Jardin d'acclimatation, ou nous allions au cinéma sur les Champs-Élysées. C'était le bonheur. Je l'aimais, j'étais attentionné. Avec elle, j'ai donné le meilleur de moi-même.

Elle passait le réveillon de Noël à la maison, mes grands-parents paternels également. Ils étaient très gentils avec nous, mais un peu distants. Ou peut-être était-ce moi qui l'étais avec eux. Je ne les voyais que deux fois par an, je ne les ai pas bien connus. Cette soirée était un supplice. Chez nous, dans notre vaste appartement haussmannien, je ne reconnaissais plus Manine. Elle osait à peine me regarder. Enfoncée dans un profond fauteuil en cuir noir, elle devenait une petite chose. Elle était incongrue, déplacée, dans ce décor froid et design. Elle ne pipait mot, tenait sa flûte Baccarat avec mille précautions. Elle n'aimait pas le champagne, aurait préféré boire une Leffe, mais ça n'arriverait pas. Je l'observais, mal à l'aise. Je ne pouvais rien faire pour elle, sinon lui adresser des sourires, qu'elle ne voyait pas ou faisait semblant de ne pas voir. Notre salon était grand comme trois fois son studio. Le luxe dans lequel nous vivions l'intimidait. J'aurais voulu la prendre par la main et que nous nous enfuyions chez elle, pour nous gaver de pommes de terre sautées, avachis sur son vieux canapé défoncé, devant la télé. À nouveau complices. Nous n'avons jamais parlé ensemble de ces Noëls atroces. Dès la semaine suivante, nous faisions tous les deux comme s'ils n'avaient pas existé.

Entre la fille et la mère, c'était simple et triste à la fois. Pour épater la seconde, la première mettait les petits plats dans les grands, étalait son faste, quand elle aurait dû se faire discrète, sacrifier l'apparat à la douceur et à la simplicité. Vivre dans le luxe rassurait ma mère. Comment avait-elle négocié cette faiblesse coupable avec l'au-delà ? C'est un mystère. Mais elle était incapable d'imaginer que quelqu'un puisse penser autrement. Quant à ma grand-mère, elle ne faisait aucun effort pour se rapprocher de sa fille. Elle critiquait et rejetait systématiquement tout ce qui venait d'elle. Je n'arrivais pas à les imaginer jeunes, mère et fille sous le même toit. Manine trouvait son gendre « gai comme un canal ». Je suis sûr qu'elle avait de la peine pour lui.

Voilà pour mon enfance. Du bon et du mauvais. Je n'ai pas détesté l'internat ni ne l'ai aimé. J'ai fait avec. L'endroit était plaisant, la plupart des profs étaient sympathiques et il y régnait une bonne ambiance. Je m'y suis fait de très bons amis.

Mais vous, Esther, parlez-moi de vous. Je sais seulement que vous vivez à Lille, que vous êtes libraire et organisez des ateliers d'écriture. Dites-m'en davantage.

Bien amicalement,
Jean

P-S : Au fait, je croyais que nous étions tenus, dans notre première lettre, de dire contre quoi nous nous défendons. La prof serait-elle exemptée ?

Esther à Jean

Lille, le 28 février 2019

Jean,

Je ne crois pas que, sans l'AVC qui a tué ma mère, mon père, doté d'un caractère indépendant, qui a passé sa jeunesse à crapahuter sac à dos aux quatre coins du monde, aurait été celui qu'il fut avec moi, inquiet, attentif à mes moindres faits et gestes, dévoué corps et âme. Il y a un avant et un après dans la vie de François Urbain. Si vous aimez les romans policiers, François Perceval vous dit peut-être quelque chose. C'était son pseudonyme.

Professeur de français au lycée, il a pris congé de l'Éducation nationale à quarante-trois ans, pour se consacrer à l'écriture. Avec la rigueur d'un métronome, il publiait un roman tous les deux ans, qui connaissait un certain succès. Des polars noirs et désespérés. Il entretenait avec ses lecteurs des rapports distants. Lorsqu'il allait à leur rencontre, dans des salons du livre ou des librairies, mon père ne se montrait guère aimable. Il était taciturne, répondait aux questions à demi-mot, voulait en finir au plus vite. C'est à peine s'il ébauchait un sourire lorsqu'ils lui disaient le plaisir qu'ils avaient eu à le lire. Pourtant, je sais que ces compliments et remerciements le flattaient.

J'apparaissais dans tous ses romans, héroïne ou simple figurante. J'ai été serveuse dans un bar d'hôtel glauque à Paris, gardienne de musée à Amsterdam, un cadavre repêché bien tard dans la Loire, à Nantes, une femme disparue à Arcueil. Physiquement, il me décrivait telle que j'étais ; psychologiquement, exagérait mes traits de caractère les plus prégnants. Enfin, tels que lui les voyait. J'étais drôle, intelligente, entêtée, boudeuse et rêveuse. De la petite fille à la jeune fille, de la jeune femme à la femme mûre, j'ai grandi avec son œuvre. Les rôles de cadavre ou de victime me déplaisaient, je râlais, il jouait les étonnés. « Pourquoi penses-tu qu'il s'agit de toi ? Tu n'as pas oublié ce qu'est un roman, n'est-ce pas ? » s'amusait-il, sans attendre de réaction. Sa première source d'inspiration était sa mélancolie. J'étais la deuxième. Ou l'inverse.

Je sentais son regard sur moi quand nous allions au parc et que je m'éloignais pour jouer. Je devinais son inquiétude quand il me déposait à un goûter d'anniversaire. Il manifestait un enthousiasme excessif à la vitre du car qui m'emmenait en classe verte avec l'école. Un mal de tête, un grain de beauté qu'il trouvait louche, une digestion difficile, et nous filions chez le médecin.

C'est le 15 octobre 1982, en fin d'après-midi, que la vie de mes parents a basculé, du mauvais côté. Mon père lisait sur le canapé du salon. Hélène, ma mère, s'est penchée pour l'embrasser prestement, avant de sortir acheter des pommes. Elle dévalait déjà l'escalier de l'immeuble qu'il levait tout juste la tête de *Sur la Terre comme au ciel*, le roman de René Belletto. Sur le chemin du retour, ma mère n'était plus qu'à quelques pas de notre immeuble lorsqu'elle s'est effondrée sur le trottoir. Ses pommes se sont échappées de son filet pour rouler dans le caniveau. Ses cheveux longs et roux dissimulaient son visage, qui avait heurté le trottoir. Elle ne bougeait plus, semblait dormir. Son cerveau était noyé dans un bain de sang. Une hémorragie due à une artère qui avait rompu. Le sang se déversait avec la force d'une digue qui vient de céder, détruisant tout sur son passage. Lorsque la voisine a sonné à la porte pour le prévenir qu'Hélène avait eu « un malaise », mon père tournait la dernière page de son livre. Ne lui restait plus à lire que l'épilogue, que je vous recopie :

Nous fûmes heureux. Je me repus de son odeur, de ses cheveux dont une petite lampe allumée loin du lit multipliait les reflets roux, de sa chair neuve, de ses mains fines, fermes, élégantes, que je serrai et embrassai mille fois et dont elle caressa mille fois mon corps.

Le coma fut bref. Mon père et les médecins n'ont pas eu le temps d'envisager une intervention, de se préparer à une nouvelle attaque ou de se poser des questions sur l'après et les séquelles probables, la rééducation, les aménagements à prévoir… Ma mère ne leur a pas donné l'occasion de tergiverser et d'espérer. Elle était déterminée, ne supportait pas les entre-deux et les atermoiements, avec elle, c'était tout ou rien. Elle l'a prouvé une dernière fois en mourant vite et sans prolongation.

Vers dix-huit heures, mon père se demandait si la tarte aux pommes serait prête pour le dîner. Le lendemain à l'aube, il empruntait un ascenseur menant à la morgue, le corps de sa femme allongé sur un brancard recouvert d'un drap blanc. Il marchait à ses côtés et tenait sa main qui dépassait enserrée dans la sienne.

Son décès a été déclaré le 16 octobre 1982, à trois heures trois, au CHU de Lille. Mon père a passé de longues minutes le visage enfoui dans ses cheveux pour, m'a-t-il écrit plus tard, « capturer son odeur, ce mélange de géranium et de terre après la pluie ». De ce jour, il a obstinément refusé de manger des pommes, comme si elles étaient les responsables. À la vue d'une compote ou d'une tarte, il détournait la tête. Il a abandonné le roman de René Belletto sans en lire les dernières lignes. Il ne saura jamais comment se termine l'histoire rocambolesque de David Aurphet. Moi si. David Aurphet me fait penser à mon père. Comme lui, il était un peu déprimé, très désabusé et doué pour l'humour noir.

Bien entendu, je n'ai aucun souvenir de la mort de ma mère. Mais mon père me l'a si souvent racontée qu'elle fait partie de ma vie. J'ai tout pris, j'en ai fait ma vérité.

Quelques jours après l'enterrement, il a mené l'enquête. Il a interrogé l'épicier aux pommes, pour savoir s'il avait remarqué quelque chose, un souci d'élocution, de vue ou d'équilibre. La réponse fut négative. Il a fouillé dans les tiroirs de sa femme, y a trouvé des analyses de sang vieilles de cinq mois, les a montrées à son médecin, dans l'espoir qu'il repère, au milieu des leucocytes, des plaquettes et des lipides, un dosage inquiétant, un taux anormal passé inaperçu ou que ma mère aurait choisi de taire. Les résultats étaient impeccables. Hélène Urbain, trente-quatre ans, sculptrice, qui ne fumait pas, buvait modérément, courait le dimanche matin, prenait des cours de tango chaque mardi avec son mari, avait de longues années à vivre. Mon père aurait voulu déchiffrer les signes avant-coureurs du décès de son épouse. Faute d'avoir été suffisamment vigilant, il aurait pu endosser la responsabilité de sa mort. S'enfoncer dans le désespoir. Il ne demandait que cela.

Je devais avoir dix-sept ans quand il a relâché la pression qu'il exerçait sur moi. C'est absurde, quand on y pense. C'est l'âge où les copains viennent d'obtenir leur permis de conduire, prennent le volant alors qu'ils ont trop bu, l'âge où la drogue circule, où les filles tombent amoureuses du premier imbécile venu…

Mon père s'est suicidé il y a trois ans, chez lui, sans me laisser une lettre d'adieu, sans une explication. Depuis, je ne décolère pas.

La description que je fais de lui est celle d'un angoissé, d'un frileux, mais ce n'est qu'une part de la vérité. C'était un homme plein de fantaisie et de désirs, pour nous deux. Il m'a transmis son amour des voyages et de la littérature. Pendant les vacances, nous visitions des maisons d'écrivains. Celles de George Sand à Nohant-Vic, de Balzac et de Victor Hugo à Paris, de Cervantes à Valladolid, en Espagne, de Colette à Saint-Sauveur-en-Puisaye, de Jean de La Fontaine à Château-Thierry, d'Edmond Rostand au Pays basque. Nous sommes même allés aux États-Unis, dans les pas de Steinbeck à Salinas, de Faulkner à Oxford. Il m'a offert une enfance et une adolescence merveilleuses.

Tous autant que nous sommes, nous bâtissons notre vie d'adulte sur notre enfance. Elle est plus ou moins solide, stable, fiable, mais dit beaucoup de nos peurs, de nos incapacités, de nos enthousiasmes et du feu qui nous anime. Avant d'aller plus loin dans nos échanges, je devais vous parler de mon passé et il était important que vous me parliez du vôtre. C'est chose faite.

En tant qu'initiatrice de ce projet, je comptais faire l'impasse sur la question que vous avez bien fait de me poser : « Contre quoi vous défendez-vous ? » Avec ce que je viens de vous raconter, je peux dire que je me défends avant tout contre la colère.

Dites-moi pourquoi vous pensez avoir trahi votre grand-mère.

À propos de météo, vous vous trompez, je m'en moque. Je suis entourée de gens qui s'y réfèrent, pour savoir le temps qu'il fera dans deux heures, demain, dans une semaine… C'est pratique. On sait comment s'habiller, on s'organise, selon qu'il va faire beau ou pleuvoir, mais cette habitude m'exaspère. Ou plutôt, elle m'angoisse. J'aime que les journées me réservent des surprises, et les changements de temps en font partie. La grisaille ou le soleil n'ont aucune influence sur mon moral. Tant pis si j'ai l'air d'une cruche avec ma robe et mes sandales sous la pluie ou mes bottes et mes chaussettes alors qu'on crève de chaud – c'est plus rare, je vous l'accorde, quand on habite à Lille.

Amicalement,
Esther

Une année sur deux, j'oublie l'anniversaire de mon cousin. Cette année, non. J'ai même été la première à l'appeler. C'est Alma qui a décroché. Raphaël dormait encore. Nous avons parlé un moment, avant qu'elle me le passe. C'est vrai que j'ai commencé par des reproches. Pourquoi il ne s'installait pas avec Alma ? Pourquoi ne faisaient-ils pas un enfant ? Elle allait finir par le quitter et elle aurait raison. Après, il deviendrait un vieux croûton aigri et solitaire. « J'aime ta façon de me souhaiter mon anniversaire de bon matin, ma cousine chérie. C'est un vrai bonheur. » Nous avons ri, je lui ai demandé pardon. Il m'a parlé de son voyage à Stockholm, avec Alma, prévu au mois de juin. D'un restaurant où il nous emmènerait la prochaine fois que je viendrai à Paris. Il m'a demandé comment je me débrouillais avec mes élèves. J'ai deviné qu'il souriait à l'autre bout du fil, ne prenait pas mon atelier au sérieux. Je ne lui ai rien caché de mon enthousiasme. « Si je m'attendais à ça ! Ils profitent de mon atelier pour se confier à des inconnus, se poser des questions, à eux-mêmes et aux autres, sur les problèmes existentiels qu'ils n'arrivent pas à résoudre seuls. C'est formidable, déroutant, mais je m'accroche. Tu serais étonné de la rapidité avec laquelle ils sont devenus familiers entre eux. Je crois que le fait de leur poser la question "contre quoi vous défendez-vous ?" lors de la première réunion et de leur proposer d'y répondre à haute voix a accéléré les confidences. D'ailleurs, je me demande ce que tu répondrais. » Il a ricané. J'ai ajouté : « Je me bats pour ne pas m'immiscer dans leur vie privée quand nous nous téléphonons. Je ne suis pas leur psy, mais leur prof. » Raphaël m'a gentiment répondu qu'il était persuadé que je me débrouillais comme une cheffe, parce que je savais allier la douceur à l'exigence. « Peut-être que c'est toi qui as raison de ne pas vouloir d'enfant, ai-je conclu. Plus j'en apprends sur eux et plus je me dis que la maternité et la paternité sont parfois des terrains minés qui peuvent nous faire basculer du côté obscur de la force. C'est dingue ce qu'on traîne tous avec nous. »

Nicolas à Juliette

Paris, le 25 février 2019

Juliette,

Peut-être es-tu rentrée trop tôt à la maison, la dernière fois. Nous n'étions prêts ni l'un ni l'autre. Je n'arrivais plus à réfléchir, je manquais de recul, sur toi comme sur nous deux. J'espère que tu ne le prendras pas mal, mais notre séparation actuelle me fait du bien. Je ne m'y attendais pas. C'est comme si je sortais d'une tornade. Assommé mais vivant. Nous avons passé des mois à nous écharper, à nous en vouloir. Quand tu étais enceinte, je n'ai pas compris pourquoi tu étais si dure, cela ne te ressemblait pas. J'ai bêtement pensé que tu étais fatiguée et que tout s'arrangerait, après. Bon, on en a déjà parlé, il est probablement inutile de l'écrire, nous ne reviendrons pas en arrière, mais vois-tu, c'est une obsession : comment ai-je pu ne pas pousser plus loin mes réflexions et me contenter d'un « ça ira mieux quand le bébé sera là » ? Comment ai-je pu vivre avec toi pendant seize ans en te connaissant si mal ? Comment as-tu pu me cacher des choses aussi essentielles, vitales ? Tu ne m'as pas fait confiance et je ne sais pas pourquoi. J'étais furieux, contre moi d'abord, puis contre toi. Lorsque j'ai dit à l'atelier que je me défendais contre la culpabilité, tu as haussé tes beaux sourcils, sur lesquels j'aime tant poser mes lèvres quand elles sont en manque de douceur, tu t'es mordu la lèvre inférieure, des signes chez toi d'un profond scepticisme. Bien sûr que j'éprouve des remords. Quand tu étais enceinte, j'ai fait comme si tout allait bien. Puis, quand Adèle est née, j'ai manqué de patience et refusé de voir la gravité de ton état.

Je ne sais pas si tu veux remettre ces sujets sur le tapis. Je me dis qu'il le faut. Qu'en penses-tu ? On n'a pas le choix, hein, à part s'écrire.

Si tu veux que nous parlions d'Adèle, cela doit venir de toi.

Quand tu viens la chercher, ma mère est contente de te voir. Cela se passe très bien entre elle et la petite, mais je ne sais pas pourquoi je te dis cela, tu as bien dû t'en rendre compte. C'est plus dur pour moi. Revivre avec ma mère, à quarante et un ans, n'a rien de réjouissant. On fait des efforts, elle et moi. Elle doit rentrer à Bourg-en-Bresse le week-end prochain. Ma sœur a proposé de venir m'aider. J'ai accepté.

Réponds-moi, dis-moi comment tu vas, ne me lâche pas en cours de route.

N.

P-S : Ce serait bien que tu prennes ton courrier.

Juliette à Nicolas

Malakoff, le 28 février 2019

Nicolas,

Si tu savais comme j'aimerais pouvoir t'écrire que je vais mieux et que, doucement mais sûrement, je remonte la pente. Hélas, je n'en suis pas là. Quand je trouve qu'il y a une amélioration, que j'ai quitté le fond du trou pour de bon, tu peux être sûr que je replonge, dès le lendemain. Heureusement, près de mes fours, je tiens le coup, j'oublie tout. Depuis que j'ai changé de somnifère, je dors mieux, je ne mets plus deux heures à émerger du sommeil.

Je me suis installée à Malakoff, dans le local attenant à la boulangerie, celui qui servait de débarras. Dans cette pièce minuscule, je me sens en sécurité. Comme je suis sur place, c'est moi qui fais l'ouverture. Émeline et Antoine arrivent plus tard. Lever le rideau à l'aube me rappelle nos premières années à Paris.

Tu te poses des questions qui n'ont pas lieu d'être. Comment peux-tu croire que je t'ai caché des choses ? Ce n'est pas à toi que je les ai dissimulées, c'est à moi. D'ailleurs, quelles sont ces « choses » ? À l'origine, qu'est-ce qui clochait ? Quel est ce monstre enfoui au fond de moi qui a surgi avec la naissance d'Adèle ? C'est quoi, la maternité ? Cette période sublime de notre existence qu'on nous vante depuis des siècles ? L'épanouissement ? Le bonheur assuré ? Le rêve accompli ? Pour moi, l'accouchement a signé ma descente aux enfers. Si tu savais comme c'est douloureux. Je ne veux pas retourner aux origines. Je remonte le temps avec ma psy, contrainte et forcée.

Quand Esther m'a demandé contre quoi je me défends, j'ai pensé à beaucoup de choses : au renoncement, à la folie, au désir de mourir, à la fuite, à la colère, à l'engloutissement. J'ai choisi l'engloutissement : sans hésitation, c'est la sensation la plus terrorisante qu'il m'ait été donné de vivre lors de mes premiers mois de dépression.

Quand je vais chercher Adèle, je prends le temps de discuter avec ta mère. Je ne suis pas très à l'aise. Elle me connaît assez pour s'en être rendu compte, je n'ai aucun doute à ce sujet. À cause de moi, elle s'est installée chez nous pour s'occuper de notre fille. Elle assure, elle. Les mots me manquent pour lui dire combien je lui suis redevable. Mais je ne peux m'empêcher de la détester pour ça. Elle a pris ma place auprès d'Adèle. Celle que je lui ai laissée, j'en suis consciente. Comme je suis confuse, paradoxale, n'est-ce pas ? C'est bien ce que tu penses, à cette seconde précise ? Tu as raison. Je suis détestable, exaspérante. Une merde.

J'ai confiance en toi, je n'ai aucune confiance en moi. Tu n'as rien à te reprocher. Tu as fait ce que tu as pu. Rien de ce qui m'est arrivé n'était écrit.

Pourquoi ne veux-tu pas me parler d'Adèle, pourquoi tiens-tu à ce que cela vienne de moi ?

Ma tendresse et des baisers,
Juliette

Les absents

Jeanne à Juliette

Verjus-sur-Saône,
le 27 février 2019

Chère Juliette,

Je ne savais presque rien de la dépression du post-partum avant votre lettre. Je n'aurais pas su faire la différence avec le baby-blues. En tant que femme de médecin, je suis impardonnable.

J'ai aimé être enceinte. Pour moi qui ne voulais pas d'enfant, la maternité a été une révélation. Aurélie était une enfant très vivante, dotée d'un sacré caractère. Son père en était fou. Je ne sais combien de randonnées ils ont faites tous les deux, combien de pistes ils ont dévalées à ski ! Jusqu'en seconde, Aurélie n'était pas une élève particulièrement brillante. Chaque année, elle passait tout juste dans la classe supérieure. Son père et moi n'étions pas très exigeants. Je n'ai pas réussi à lui transmettre mon amour de la musique. Elle était douée pour le sport, particulièrement le basket et l'athlétisme. Un soir, elle était en troisième, elle nous a annoncé d'un ton solennel qu'elle voulait devenir médecin. Bien entendu, cela a fait plaisir à son père, mais, comme moi, il a pensé que cette lubie lui passerait. Nous avons même ricané, comme deux imbéciles. Nous avons eu tort. Elle a fait médecine, à Paris, est devenue gynécologue. Elle avait vingt et un ans quand il est mort. Elle a d'abord exercé en hôpital, à Paris toujours, puis elle a choisi l'humanitaire. Elle voulait voyager, aider les autres. De la part de cette gamine qui ne tenait pas en place, qui crapahutait à l'autre bout du monde dès qu'elle le pouvait, la décision était logique. Elle a travaillé dans plusieurs pays d'Afrique, pour finir par s'installer en Centrafrique. Elle s'est éloignée de moi, doucement mais sûrement. Nous étions pourtant très proches. Au début, elle revenait trois semaines, l'été. Puis deux. Puis zéro. Les trois premières années où je m'étonnais de son absence, je lui ai proposé plusieurs fois de la rejoindre. Elle avait toujours une bonne raison pour m'en empêcher. Elle ne savait pas où elle serait aux dates que je lui donnais, le coin était trop dangereux, c'était justement les semaines où elle prévoyait de rentrer en France... Quelque temps plus tard, je n'y coupais pas, elle m'annonçait dans un message lapidaire qu'elle ne pourrait se libérer. Je l'ai appelée, lui ai écrit, j'ai envoyé des mails… On ne pouvait faire plus concis que ses réponses : « Bonjour maman. Merci pour ton petit mot. Arrête de t'inquiéter pour moi. Je vais bien. J'espère que toi aussi. Je t'embrasse. » Lisez ceci, Juliette, je ressors certaines de ses lettres pour vous : « Je ne peux pas t'accueillir chez moi en ce moment. Plus tard pourquoi pas, mais on en reparlera en temps voulu. Je t'embrasse. »

Je ne sais à quel moment je me suis trompée. Je suis passée à côté de quelque chose que je n'ai pas vu, pas compris. J'aurais dû aller la voir, une fois, sans la prévenir. Ne pas lui laisser le choix. J'aurais vu ce que je ne voulais ou ne pouvais pas voir. Le courage m'a manqué et l'idée de m'imposer me rebutait. Des centaines de fois, j'ai ressassé nos souvenirs en commun, je ne trouvais rien. Où était la faille ? Qu'avais-je fait de mal ? Avait-elle commis quelque chose de répréhensible ? À force de tenter de comprendre, de me forcer à retourner dans le passé, je devenais folle. Mon cerveau était en ébullition, mais pour rien. À chaque fois, je tombais dans une impasse.

Après l'un de ses mails, par lequel elle me souhaitait un joyeux Noël, sans tendresse ni remords, j'ai décidé de ne plus lui écrire si elle ne prenait pas l'initiative. Je ne voulais plus quémander. J'en étais arrivée à ce triste constat : je cherchais à lui faire pitié. J'en avais assez de la harceler pour la voir, pour comprendre. Lui faire part de mon inquiétude était devenu insupportable. D'autant qu'elle ne se gênait pas pour me montrer qu'elle était lasse de mes questions. Après des années à ce rythme, j'étais nerveusement épuisée. Ça suffisait. Sans nouvelles de moi, j'avais espéré qu'elle réagirait. Il n'en a rien été. Il allait me falloir vivre avec ce vide au creux du ventre, cette absente irremplaçable. Il n'est pas un jour où je ne pense à elle. Elle m'envoie tous les ans un mail pour mon anniversaire, un autre pour Noël. Je lui réponds d'un ton neutre, comme le sien. Elle ne s'en étonne pas. Elle ne m'écrit plus qu'elle rentrera l'été prochain. Mon attitude a dû la libérer d'un poids. C'est tout ce à quoi je suis arrivée.

Nous ne sommes pas obligés de tout accepter de nos enfants, de tout leur pardonner. Je ne vais pas mieux. Mais je vis mieux.

Jeanne

Juliette à Jeanne

Malakoff, le 5 mars 2019

Bonsoir Jeanne,

Je ne crois pas vous avoir dit que dans ma boulangerie de la rue de Montreuil, j'ai un four à bois. C'est l'un des derniers. Dans mon métier, il est difficile de fidéliser les employés. Je m'attachais trop aux miens. Je les fantasmais. Nous formerions une famille, évoluerions ensemble, je les ferais grandir, nous serions comme les cinq doigts de la main, amis avant tout. Certains étaient doués pour la boulangerie, tous finissaient par me quitter. Ils trouvaient que c'était trop dur, mal payé. Ils commençaient tôt le matin, finissaient tard, travaillaient souvent le week-end… Chaque départ me mettait en rage. Bon sang, pourquoi avaient-ils choisi la boulangerie ? Quand j'ai abandonné mes études de lettres pour faire du pain, je savais à quoi m'attendre. Eux semblaient tomber de la lune. Oups, ils s'étaient trompés, n'avaient pas imaginé que ce serait dur à ce point. Certains voulaient voir du pays, ne pas se sentir prisonniers, ne pas céder à la routine. D'autres partaient travailler pour des chaînes qui produisaient des pains industriels. Ils y étaient mieux payés et les horaires étaient plus réguliers. Je ne pouvais m'empêcher d'être odieuse avec eux : « C'est ça, puisque vous préférez faire de la merde et mener une vie de pantouflard, ne vous gênez pas ! Il va être chouette, votre avenir. » La vérité, c'est que j'étais furieuse de ne pas avoir les moyens de les retenir. Quand j'ai ouvert ma première boulangerie, le banquier m'avait à l'œil. Et puis, dans le rush quotidien, j'oubliais mes bonnes résolutions, de les encourager et les féliciter davantage. J'ai fini par admettre qu'on pouvait aimer la boulangerie sans y être dévoué corps et âme, sans ambition démesurée (comme la mienne). J'ai appris à être plus conciliante, moins psychorigide. C'est aussi pour ceci que j'aime mon métier : il m'a changée, en bien. Je manquais d'indulgence. J'étais une pâte trop dure, trop froide, tout juste sortie du frigo, qu'il a fallu pétrir, masser, caresser, malmener pour qu'elle donne toute sa souplesse, tout son moelleux.

Amitiés
Juliette

Jeanne est partagée entre l'agacement et l'incompréhension. Juliette a-t-elle reçu sa dernière lettre ? Pas un mot sur Aurélie. Elle aurait apprécié un peu de compassion. Que croit-elle ? Que c'est facile pour elle d'écrire sur l'absence de sa fille ? Étonnamment aussi, Juliette n'évoque plus sa dépression. Quelle drôle d'idée, songe Jeanne, de passer ainsi, tout à coup, à ses débuts dans la boulangerie et à ses problèmes de recrutement.

Jeanne relit l'avant-dernier courrier de Juliette, du 24 février. Elle lui parlait pour la première fois de la dépression du post-partum, mais n'était pas encore capable d'aborder son cas personnel, de peur de rechuter. Peut-être a-t-elle fait diversion, en attendant d'être prête. Jeanne décide de marcher dans les pas de Juliette et de la laisser venir.

<u>Nicolas à Juliette</u>

Paris, le 3 mars 2019

Juliette,

Lorsque je franchis le palier de notre appartement, c'est ton absence qui m'attend derrière la porte. Elle me saute à la gueule et me laisse à terre, K.-O. Je me relève. Je fais comme si de rien n'était. Ma mère et Adèle m'attendent.

J'aime que tu sois paradoxale. Tu as l'air de croire que c'est nouveau, alors que tu l'as toujours été. D'accord, pas à ce point-là. Quoi qu'il en soit, nous ne nous écrivons pas pour nous ménager, mais pour avancer. Si nous ne sommes pas sincères, nous ne nous blesserons pas, mais nous courons à l'échec. Pendant des mois tu m'as rejeté, regardé comme si j'étais un inconnu. Pire, un ennemi quand tu n'arrivais pas à t'occuper d'Adèle et que je le faisais à ta place. Je veux tes mots brouillons et courroucés, tes émotions fragiles et tourbillonnantes, tout plutôt que l'indifférence ou l'aversion. Tu vas mieux. Tu travailles à nouveau, tu passes deux demi-journées par semaine avec Adèle à la maternologie, tu avances avec ta psy. Je m'en veux d'avoir manqué de patience, de n'avoir pas compris ce qui t'arrivait. Pendant toutes ces années à tes côtés, j'aurais dû t'interroger plus souvent sur ton enfance. Je pensais que tu avais miraculeusement digéré la tienne, j'ai été d'une grande naïveté. En respectant ton silence sur le sujet, j'ai surtout été très paresseux.

Oui, j'estime que si tu désires que nous parlions d'Adèle, l'initiative doit venir de toi. Est-ce possible sans que tu en éprouves plus de tristesse, de culpabilité, ou que sais-je ? Il me faut en être sûr. Dans tes lettres, tu n'écris pas que tu le souhaites. Tu me demandes simplement pourquoi je ne le fais pas. Nuance. Si tu le peux, si tu le veux, raconte-moi vos rendez-vous à la maternologie.

Tout va bien au Camélia, malgré mes problèmes de personnel. Yannick est tombé malade (la varicelle, à trente-cinq ans !), comme Bernadette (une bronchite), résultat, on a été dans le jus toute la semaine dernière. Dès qu'ils seront revenus, je me mettrai à travailler sur la fadeur. Je dois cette envie à Philippe, qui est venu déjeuner la semaine dernière et m'a offert *Éloge de la fadeur*, un livre de François Jullien. Je savais que, contrairement à chez nous, dans la culture chinoise, la fadeur n'a pas une connotation négative. Mais je ne pensais pas qu'elle était une saveur à part entière. J'ai découvert ses origines, les écoles qui l'ont inspirée, sa philosophie, une forme d'idéal. Elle demeure au seuil, impossible à classer, ni sucrée, ni douce, ni salée/acide. François Jullien écrit qu'elle laisse ouvertes toutes les « savourations » possibles, les expériences. Dans les cuisines chinoise et japonaise, le fade est lié à la pureté de l'eau, à la quête de la sérénité. C'est passionnant.

Il faut que je lâche les agrumes, cela devient une obsession. Après le déjeuner, Philippe m'a attendu et m'a raccompagné à la maison. Il voulait voir Adèle. Il trouve qu'elle te ressemble de plus en plus, sauf les yeux. Il m'a demandé de tes nouvelles. Il t'embrasse. Il voulait que je lui explique pourquoi tu es de nouveau partie, mais j'ai éludé. C'est bizarre, je suis incapable d'en parler à mes potes. J'ai peur d'être maladroit, confus, je préfère me taire. C'est difficile de raconter cette putain de maladie.

Prends soin de toi.

N.

Par la fenêtre, Nicolas regarde la jeune femme, sur le trottoir d'en face, soulever le rideau de fer de la boulangerie. Le ciel est bleu, sans un nuage. C'est un dimanche matin parisien et divin. Il est tôt. Il se dirige vers la chambre de sa fille, prend garde à ne pas faire de bruit. Il sait son sommeil fragile. La lumière qui entre par la fenêtre se reflète dans les lapins en tissu de son mobile. Il se penche doucement au-dessus du berceau. Adèle ne dort pas. Elle regarde le plafond. La fixité de son regard et son silence déclenchent une vague de terreur chez Nicolas. Son cœur cogne fort dans sa poitrine. Depuis combien de temps est-elle réveillée ? Il lui sourit, passe la main dans son body, vérifie que sa couche n'est pas sale. Il la soulève pour sentir ses fesses. Elle est propre. Il se demande si elle va bien, si elle souffre de l'absence de Juliette. Elle est en bonne santé, grandit normalement, a bon appétit, mais que perçoit-elle de la détresse de sa mère ? Quelles séquelles en gardera-t-elle ? Tu parles d'un accueil pour commencer dans la vie… Il la prend dans ses bras, l'étreint : « Mais pourquoi tu ne m'appelles pas si tu ne dors pas, mon petit chat ? On est un peu paumés sans elle, mais on ne s'en sort pas si mal, hein ? Oh mon bébé ! Je suis tellement désolé pour tout ça. Ta maman t'aime, elle reviendra, bientôt. Tu n'y es pour rien, mon ange. Oui, elle reviendra. Quand elle sera guérie, tu verras la fortiche que c'est. Une grande gueule qui ne tient pas en place, qui a cent idées à l'heure. Crois-moi qu'après une journée passée avec elle, tu dormiras comme une souche. Mais il faut qu'on soit patients. Je sais qu'elle te manque et que la vie d'un bébé sans sa maman, ce n'est pas pareil, c'est difficile, ce n'est pas juste, c'est du gâchis. Mais je suis là, moi. J'aurais dû te dire tout cela avant, pardon mon bébé, pardon… Ma beauté, ma merveille… » Nicolas la tient serrée contre lui. Pour la première fois, il pleure. De grosses larmes libératoires, qui se déversent dans le cou de sa fille. Ses propos sont désordonnés, précipités, mais chaque phrase le soulage d'un poids. Il tend les bras, lève son enfant au-dessus de lui et la regarde. Adèle lui sourit.

<u>Juliette à Nicolas</u>

Malakoff, le 13 mars 2019

Nicolas,

Sur le moment, ce que j'ai enduré dans les mois qui ont suivi la naissance d'Adèle était indescriptible. Je ne pouvais pas en parler, même à toi. Je ne savais comment décrire mon marasme. Il m'aurait fallu pouvoir prononcer ces mots : « Je ne ressens rien auprès de mon enfant. » Puis, quelques semaines plus tard : « Mon enfant me tétanise, c'est un poids que je ne peux pas porter. C'est elle qui doit vivre. Pas moi. » Des mots abjects. Qu'aurais-tu fait de cela, Nicolas ? Personne ne pouvait comprendre ce que je vivais. J'étais seule au monde. J'étais un monstre, une créature nocive pour son bébé. Quand le médecin – impossible de me rappeler son visage, son nom, mais je me souviens que tu étais assis à côté de moi et que je délirais – a annoncé que mon baby-blues s'était transformé en dépression du post-partum, j'ai ressenti une forme de soulagement. Moi qui n'étais plus capable de mener une réflexion à terme, dont le seul combat était d'enrayer les crises d'angoisse avant qu'elles dégénèrent (échec sur toute la ligne), j'ai pensé, à cette seconde précise, que si ce dont je souffrais portait un nom, alors d'autres que moi en souffraient également.

Tu m'écris que j'aurais dû davantage te parler de mon enfance. Tu t'en veux de ne pas avoir abordé le sujet. Si tu l'avais fait, je t'aurais envoyé promener, c'est sûr. Je t'aurais dit que je n'avais pas de séquelles de ma naissance sous X : je n'en percevais aucune. Mon enfance, heureuse, avait éclipsé ces premiers jours chaotiques de vie, un simple incident de parcours. Que pesaient-ils, au regard de dix-neuf ans de bonheur auprès de mes parents adoptifs, qui m'ont choyée, aimée, adorée, sans rien me cacher de ma naissance ? On ne peut rêver meilleurs rapports entre des parents et un enfant. Mon unique regret était que ma mère biologique ne m'ait pas laissé une lettre pour m'expliquer son geste, un objet, un souvenir d'elle, comme elle en avait la possibilité. Comme, très certainement, on l'a incitée à le faire. Tout ça, tu le sais.

Je n'esquivais pas le sujet, comme tu sembles le penser. Quand on me posait des questions, j'y répondais. Je ne mentais pas, ne tordais pas la vérité lorsque je disais que l'abandon ne m'avait pas traumatisée. Avec la naissance d'Adèle, il a resurgi, tel un volcan endormi qui se réveille et dévaste tout sur son passage, transformant la nature en cendres. Je le croyais éteint à tout jamais.

Je me suis mal comportée avec mes parents. En refusant de les voir, en les privant de leur petite-fille, je les ai punis, eux, les meilleurs parents au monde. Quand je serai prête, je les appellerai - ou plutôt, je leur enverrai une lettre. Avant de participer à cet atelier, je n'y aurais pas pensé, aujourd'hui, ça me paraît la meilleure solution. Ils ne m'entendront pas pleurer, bafouiller, chercher mon souffle quand je leur demanderai pardon, leur confierai à quel point je les aime.

Ne pas connaître ses parents, avoir été rejetée, est une grande souffrance. Je peux désormais le dire, l'écrire, mais je dois encore l'accepter et apprendre à vivre avec. C'est le travail que je mène avec ma psychiatre. Cela n'enlève rien à mon enfance bienheureuse, auprès d'Anne et de Maxime.

À la maternologie, les médecins me disent que je vais mieux, que le contact entre Adèle et moi est de plus en plus facile et naturel. J'ai du mal à m'en convaincre. J'ai toujours des accès de panique lorsqu'on me laisse seule avec elle trop longtemps. Ils sont plus espacés, m'assurent-ils. Il suffit qu'Adèle soit légèrement ronchonne, ou mal réveillée, ou que je ne comprenne pas ce qu'elle veut pour qu'ils se déclenchent. Je reste persuadée que je suis incapable de m'occuper d'elle, que c'est ma faute et je me mets à pleurer. Quand je lui parle, j'évite son regard (et elle évite le mien, crois-moi), alors je répète ce que je viens de lui dire en me forçant à la regarder, comme les soignants me le conseillent. Nous apprenons à jouer ensemble. Elle adore les cubes. Depuis deux semaines, elle se tient debout, alors je l'aide à s'agripper, à passer d'un endroit à l'autre. La séance se termine par une discussion avec le psychiatre et les infirmières. Puis, c'est l'heure de repartir. Je me demande quand elle va commencer à marcher à quatre pattes.

Oui, j'aimerais que tu me parles d'Adèle, ou plutôt, d'elle et toi. Cela m'aidera à mieux la connaître, à aller vers elle plus facilement. Tu me demandes de ne pas être triste quand tu me diras les bons moments que tu passes avec elle. C'est impossible. Essaie de me comprendre, Nicolas. Tous ces jours envolés sans moi ! Toi, tu partages son quotidien, régis son univers, lui donnes à manger, joues avec elle, la berces, la promènes, sais ce qu'elle aime, ce qui la fait rire et pleurer. Tandis que moi, je passe avec elle deux demi-journées par semaine, entourée de spécialistes qui décryptent nos faits et gestes. Je suis jalouse, oui, mais cette jalousie n'est pas comparable à celle que j'éprouvais avant mon hospitalisation et qui était dirigée contre Adèle. Tu étais heureux auprès de ta fille, malheureux à mes côtés. Tu faisais tout mieux que moi, j'étais la plus nulle des mères. Le pire, c'était le soir, quand il n'y avait plus un bruit, que les pleurs d'Adèle, qui n'arrivait pas à s'endormir, résonnaient à travers l'appartement. C'est ceci qui tournait en boucle dans ma tête : « Je n'y arrive pas, je ne comprends pas ce que tu veux, Adèle. » Ces heures interminables, seule avec elle. Quand donc allais-tu revenir du Camélia ? Je finissais par lui crier dessus : « Mais dors ! Je n'en peux plus ! » Puis tu rentrais, fatigué mais tellement calme. Tu la prenais dans tes bras, la berçais, la calmais. Tout s'arrangeait. Je haïssais les sourires, les câlins que tu lui prodiguais. Je me sentais inutile. Cette enfant prenait toute la place, me tuait à petit feu. Elle ne m'aimait pas. Sans elle, je ne serais pas devenue folle, me disais-je.

S'il te plaît, ne t'énerve pas, ne me juge pas. C'est ce qui me passait par l'esprit et dont j'arrive enfin à parler.

Aujourd'hui, j'envie le lien qui vous unit, qui se renforce de jour en jour. Pour moi, le temps perdu ne reviendra pas.

Ma tendresse et des baisers,
Juliette

<u>Jean à Esther</u>

Paris-Chicago,
le 3 mars 2019

Chère Esther,

Mon vol essuie de grosses perturbations, d'où mon écriture chahutée. Nous sommes partis en retard, à cause d'un orage sur Paris. En fait, il nous attendait au-dessus de l'Atlantique.

Vous me demandez pourquoi je pense avoir trahi ma grand-mère. Parce qu'il n'a pas fallu longtemps avant que je découvre les plaisirs qu'offre l'argent quand il coule à flots et que je me comporte comme un imbécile. Croyez-vous que ma grand-mère, remmailleuse de son état, qui faisait ses comptes tous les mois sur son carnet, qui était fière de son livret d'épargne, « en cas de coup dur », qui faisait des sacrifices pour me payer une sortie au Jardin d'acclimatation, aurait apprécié de me voir ainsi dilapider des fortunes ?

Je terminais mes études lorsqu'elle a été victime d'un infarctus.

En orchestrant mes premiers licenciements, j'ai eu mauvaise conscience, mais ça n'a pas duré. Mes remords ne pesaient pas lourd face à ce que je gagnais. L'argent est notre première motivation, il nous rend très heureux. Mais il est difficile, voire impossible, devenu riche, de s'inscrire avec justesse dans la marche du monde, de garder le sens de la mesure, et bien sûr la notion de l'argent. On fait des notes de frais sans se poser de questions, on peut tout s'acheter ou presque, on tend ses cartes de crédit en jetant un œil indifférent sur la somme à payer, on trouve les produits moins désirables quand leur prix n'est pas assez élevé. Quand on se sent coupable, on signe de copieux chèques à des associations caritatives. Je le fais. L'argent est ma colonne vertébrale, il est là, tout le temps, quand je mange, négocie, respire, achète, vends, fais l'amour, culpabilise, déculpabilise. Sans lui, je ne sais pas m'amuser, aimer, me lever le matin. Il peut tout. Il est ce que je suis devenu. Il me mène par le bout du nez. Il commande la moindre de mes particules, fait battre mon cœur plus vite. Je le hais. Je l'adore. Sans lui, qui suis-je ? J'aimerais pouvoir répondre.

Je vais vous choquer, mais de mon point de vue, le suicide est un acte courageux, que je respecte. Décider du jour de sa mort est le choix le plus libre qui soit. Néanmoins je sais aussi qu'il est d'une grande violence pour l'entourage, et que d'aucuns trouvent qu'il est lâche de régler ainsi ses problèmes. J'espère que vous n'éprouvez ni regrets ni remords à l'égard de votre père. Ils sont inutiles. On peut beaucoup pour les gens que l'on aime, mais on ne peut pas tout.

Pour conclure, j'aimerais vous poser deux questions, sans rapport l'une avec l'autre. Pourquoi votre père (son nom ne me dit rien, mais je ne suis pas un amateur de polars) n'a-t-il pas refait sa vie après la mort de votre mère ? Comment cette idée d'atelier d'écriture vous est-elle venue, à vous qui êtes libraire ?

Amicalement,
Jean

Esther à Jean

Lille, le 9 mars 2019

Bonjour Jean,

Comme je vous l'ai déjà écrit, mon père et moi habitions à Lille. Vingt minutes séparaient nos domiciles. Pourtant, nous avions l'habitude de nous écrire. « De vraies lettres ? » me demande-t-on habituellement, quand je parle de ce lien singulier qui nous unissait. Oui, de vraies lettres. Écrites sur du papier, avec un stylo, mises sous enveloppe avec un timbre et laissées aux bons soins de la poste. Comme celles que nous nous écrivons actuellement. Notre correspondance a débuté quelques mois après mon départ de l'appartement familial. J'avais vingt ans. J'hésitais à le laisser seul, il m'a gentiment fichue dehors. Je devais trouver un job d'étudiante, il m'aiderait à payer le loyer, mais il fallait, estimait-il, que je prenne mon indépendance. Je n'ai pas osé lui demander tout de suite comment il avait vécu cette première soirée sans moi. J'avais peur qu'il se moque, qu'il me réponde : « Ça s'est très bien passé. Pourquoi me poses-tu cette question ? Tu n'habites pas si loin, il ne faut pas exagérer. » Bien plus tard, dans l'une de mes lettres, j'ai sauté le pas. Sa réponse tenait en trois mots : « Elle fut épouvantable. »

Notre correspondance n'ôtait rien au plaisir que nous avions à converser de vive voix. Ses lettres me manquent. Une fois par semaine, nous nous donnions rendez-vous le matin tôt, au café. Je m'asseyais à côté de lui. Nous aimions observer les gens et faire des commentaires sur leurs vêtements, leur physique, leurs bizarreries. Les familles recomposées, hélas trop rares de si bonne heure dans les bistrots lillois, faisaient notre bonheur. Nous nous amusions à deviner les liens qui les unissaient. Nous jubilions lorsque l'occasion nous était donnée d'assister à une scène de ménage – pour suivre le fil des altercations, nous continuions à parler de notre côté, sans prêter un regard au couple blessé. Notre technique était infaillible.

Au moment de nous séparer, nous faisions une brève allusion à notre correspondance : « Je t'ai écrit », « Tu vas recevoir ma lettre », « Ah ! Au fait, je t'ai répondu ». Dès nos premiers échanges épistolaires, nous avions fait la part des choses, la parole d'un côté, l'écrit de l'autre. La première ne devait pas entacher le second, voire le compromettre. Pia, ma fille, trouvait que mon père et moi étions « chelous », que discuter par Skype ou au téléphone était plus simple. Je lui ai vanté à de multiples reprises les avantages de cette relation particulière. Sans succès.

Nos courriers faisaient quelques lignes ou noircissaient plusieurs pages. Nous correspondions à un rythme plus ou moins soutenu. J'étais paresseuse quand lui était plein d'allant. Ou le contraire. Nous parlions de mon enfance, de la sienne, de Lille et sa région, auxquelles j'étais aussi attachée que lui, de son admiration pour son grand-père mineur, de la beauté de ma mère (un sujet récurrent), de leur rencontre (autre sujet récurrent), du manque qui le rongeait depuis sa mort, quand j'avais trois ans, qui ne passait pas et contre lequel, m'avait-il écrit, il avait « cessé de lutter ». D'autres sujets encore, ses livres, ses lectures, ses fiancées, ma fille, la vieillesse, ses amis, les miens, la maternité, la paternité… On pourrait penser, dès lors, que nos conversations matinales étaient laborieuses et pauvres. Ce n'était pas le cas. Nous y étions plus légers et plus drôles.

Les premières années, toutes ses lettres se terminaient par un post-scriptum, dans lequel il me reprenait : « Très drôle, ta façon de raconter ta conversation avec la maîtresse de Pia, mais tu te perds dans les détails. C'est dommage » ; « Pourquoi emploies-tu autant le mot "toujours" ? J'en ai compté trois » ; « Arrête avec tous ces points d'exclamation ! » ; « Relis ta précédente lettre à voix haute, tu verras qu'il y a un problème de ponctuation, on se demande quand on est autorisé à respirer. » Avec le temps, ses P-S sont devenus moins fréquents, puis ils ont disparu tout à fait. Ce n'était pas, hélas, parce que mon écriture était devenue irréprochable. Il a fini, je suppose, par se fatiguer de me corriger. Ou estimé que j'avais passé l'âge. J'ai regretté longtemps ces utiles commentaires.

C'est en souvenir de notre correspondance que deux ans après sa mort, j'ai eu envie d'ouvrir un atelier d'écriture épistolaire. Ils me manquaient, lui et ses mots. Je continuais bêtement, un an après sa disparition, à ouvrir mon courrier dans l'espoir d'y trouver une lettre de lui. Je lui en voulais de n'avoir pas fait comme Romain Gary, qui, dans *La Promesse de l'aube*, prétendait avoir reçu au front, pendant la Seconde Guerre mondiale, près de deux cent cinquante lettres de sa mère. De retour chez lui en 1944, il apprenait qu'elle était décédée trois ans et demi plus tôt, quelques mois après son départ. Fiction ou réalité, jeu de miroirs, fausse piste, dédoublement… peu importe, l'histoire est belle et romanesque. Mon père et moi avions plaisir à l'invoquer. Puisqu'il était décidé à mourir, il aurait pu l'imiter, à sa manière. Pour moi. Il savait dans quels abîmes me plongerait son suicide. Pourquoi ne m'a-t-il pas offert ce dernier plaisir, celui de poursuivre notre correspondance de l'au-delà, ne serait-ce que par une seule lettre ? J'étais étonnée qu'il n'ait pas mijoté une plaisanterie morbide de cet acabit. Ses livres en sont truffés.

« On peut beaucoup pour les gens que l'on aime, mais on ne peut pas tout. » Vous avez raison. Merci. Grâce à vous, je me sens un peu moins coupable. Après la mort de mon père, j'ai réagi comme lui après celle de sa femme. J'ai fouillé dans ses papiers, épluché ses bilans médicaux, appelé ses amis… Il y avait forcément une raison. Il était malade et ne m'en avait rien dit. Il était déprimé et je ne l'avais pas remarqué. Mes recherches ont été vaines. Il faisait de l'anémie, souffrait de rhumatismes et aurait dû se faire opérer d'un genou dans un an. Rien de bien sérieux. Sauf ça : pour la première fois, je ne trouvais aucun manuscrit sur son bureau. J'ai fouillé dans ses tiroirs, dans son ordinateur. Rien. Pas la moindre trace d'un livre en cours. Toujours, il commençait son nouveau roman quelques semaines après avoir remis le précédent. Il avait achevé le dernier, *Il neigera cette nuit*, plus d'un an auparavant. Sa mort a un rapport avec l'écriture. Je n'ai peut-être pas mesuré à quel point, pour lui, écrire tous les jours était vital.

La mort revenait souvent dans ses lettres. Elle ne lui faisait pas peur. En revanche, la grande vieillesse, « avilissante, dégradante », écrivait-il, le terrorisait. Fasciné et révulsé par la déchéance physique, il avait besoin de la décrire dans toute son horreur, « la bave qui dégouline sur le menton, les mains qui tremblent, les jambes qui ne répondent plus, la serviette autour du cou, la couche dans le pantalon, les slips et chaussettes qu'il est impossible d'enfiler sans aide ». Je ne vous en livre ici qu'un échantillon. Il pouvait faire montre de plus de noirceur encore. Il ne m'épargnait aucune des épreuves de la démence sénile, de « ces fantômes de la mémoire qui errent sans plus se souvenir de rien, dépouillés de leur passé, de leurs souvenirs et qui, un jour, demandent à leur enfant "vous êtes qui, vous ?" ». Il éructait en découvrant dans la presse ou à la télé un reportage sur l'infantilisation des patients dans les Ehpad, choqué par la facilité à les priver de dignité.

Lorsqu'il apprenait que l'une de ses connaissances ou l'un de ses amis avait Alzheimer, il ne manquait pas de m'en informer, me livrant tous les détails en sa possession afin de s'assurer que je pensais comme lui : la vie est une belle saloperie. Il va de soi qu'il m'a transmis sa peur de vieillir.

Je devais avoir vingt-cinq ans lorsqu'il a commencé à évoquer le suicide dans ses lettres. « J'ai bien l'intention de choisir le jour de ma mort. Ce qui me fait peur, vois-tu, c'est de me rater. » Je lui avais soutiré cette promesse : s'il avait l'intention de passer à l'acte, il m'en parlerait. Promesse de dupes. Je savais qu'il n'en ferait rien, mais j'avais l'esprit plus tranquille.

Il n'y avait rien de morbide dans ses propos. Au contraire, il aimait en plaisanter. Il pensait qu'il saurait exactement quand passer à l'acte. « Esther, m'avait-il écrit, il ne faudra pas m'en vouloir. Je connais tes colères. Une fois mort, j'aimerais que tu m'épargnes celle-ci, tout à fait inutile. » Il en parlait de temps à autre, mais je ne le prenais plus au sérieux.

Ce matin-là, je l'ai attendu pendant une heure, au café où nous avions rendez-vous. Son téléphone sonnait dans le vide. Je suis repassée chez moi prendre les clés de son appartement. Je craignais qu'il ne soit tombé, ait fait un malaise. Pas une seconde, je n'ai envisagé son suicide. Je l'ai trouvé allongé sur son lit, ou plutôt recroquevillé, vêtu du pyjama que je lui avais offert pour son dernier anniversaire. Sur sa table de nuit, il avait laissé ce mot : « Chose promise… C'est l'heure. »

Il avait soixante-quatorze ans.

Que souhaitez-vous savoir sur ma librairie ? Elle se trouve rue de l'Hôpital-Militaire, en centre-ville. Je vends principalement de la littérature générale, mais j'ai un grand rayon consacré aux livres de voyage. Des guides classiques, de nombreux récits, anciens et contemporains, des cartes, des atlas, des livres de photos. Je déjeune souvent square Dutilleul, juste à côté, avec un livre. J'aime ce jardin tout en longueur, ses arbres, ses parterres de fleurs et ses pelouses rangés sagement. Je travaille beaucoup, mais j'ai la chance d'être bien épaulée. Je n'ai pas choisi ce métier pour devenir riche. Sans le soutien financier de mon père, j'aurais moins bien vécu. J'ai découvert après sa mort que je n'étais pas la seule à bénéficier de sa générosité. Il finançait en partie les frais d'hébergement dans un Ehpad, à Lens, de l'un de ses meilleurs amis et aidait une ancienne fiancée à boucler ses fins de mois. Il m'a laissé de l'argent. Un jour, je ferai ce voyage dont je rêve, au Japon, et je continuerai à aider ses deux amis tant que je le pourrai. Je devrais vendre son appartement, rue Ratisbonne, mais le courage me manque. Nous y avions emménagé après la mort de ma mère. J'y ai vécu jusqu'à mes vingt ans.

Mon père n'a pas refait sa vie. Il a eu de nombreuses aventures, plus ou moins longues, plus ou moins sérieuses. Des femmes délicieuses et de vraies chieuses. Plus de vraies chieuses que de femmes délicieuses.

Je ne sais que penser de votre rapport à l'argent, c'est tellement loin de moi. J'oscille entre deux extrêmes : vous jalouser ou vous plaindre. Mais pourquoi en parlez-vous au passé ?

Amicalement,
Esther

P-S : Alors que je vous écrivais, j'ai reçu sur mon téléphone cette alerte du *Monde* : « L'écriture manuscrite, balayée par le tout-numérique, va-t-elle disparaître ? » Cet atelier est-il une bonne idée ?

Il pleuvait depuis le matin sans discontinuer. La librairie était déserte. Je m'ennuyais un peu, je serais bien allée me promener. Il était dix-huit heures environ, encore une heure à tenir avant de rejoindre Sophie au bar du Mama Shelter qui venait d'ouvrir à Lille. Un Martini blanc mettrait un terme à mon humeur maussade. Avec mon amie, proviseure dans un lycée privé de la ville, j'aborderais pour commencer son sujet de prédilection, les avantages et les inconvénients comparés de la vie à Paris, à Lille et à la campagne. « Tu me conseilles de faire quoi ? » me demanderait-elle. « Quitte Lille, puisque tu continues de te poser la question », lui répondrais-je. Mais elle resterait. Elle avait les pieds coincés dans des starting-blocks.

Le numéro qui s'est affiché sur mon portable était masqué. Je pensais à autre chose, j'ai décroché. « Bonjour, docteur Montgermon, je ne vous dérange pas. » Ce n'était pas une question, elle ne m'a pas laissé d'autre choix que d'écouter. Quand mon atelier serait terminé, me prédisait la psychiatre en préambule, nous trouverions l'occasion de nous rencontrer. Elle voulait que je lui raconte comment m'était venue l'idée de l'atelier et s'il répondait à mes attentes. Et puis, pourquoi n'envisagerions-nous pas d'autres collaborations ? Ses méthodes, m'a-t-elle confié, n'étaient pas toujours du goût de tous ses confrères, trop originales et éclectiques. Dans son métier, estimait-elle, les expériences nouvelles et la curiosité étaient des outils indispensables. Il existait de nombreuses façons d'aider les gens, encore fallait-il trouver celle qui convenait à chacun. Nous aurions, m'a-t-elle dit, le temps d'en discuter plus tard. En fait, elle m'appelait pour me remercier. Certes, il fallait rester prudent, mais l'une des lettres de Juliette à Jeanne était un pas significatif vers la guérison. J'ai à peine eu le temps de lui glisser que je n'y étais pas pour grand-chose. Dans cette lettre, a poursuivi la médecin, sa patiente prenait de la hauteur par rapport à son cas personnel. Elle décrivait la maladie dans ses grandes lignes et ses symptômes les plus manifestes. Surtout, là était le plus important, Juliette Esthover posait un regard bienveillant sur les femmes qui souffrent de dépression postnatale. Et donc sur elle-même. Le docteur Montgermon avait tendance à m'agacer, mais je devais reconnaître que son appel m'avait fait plaisir.

Jeanne à Samuel

Verjus-sur-Saône,
le 6 mars 2019

Bonjour Samuel,

Je suis désolée pour votre frère. Vous avez dû vivre des années très difficiles. Ne soyez pas trop dur avec votre mère. Parce qu'elle pleure tous les soirs, vous semblez considérer que ses larmes ne sont pas sincères. Je ne la connais pas, mais j'en doute. Elle est infirmière de prison, elle est tenue d'assurer. Elle soigne les détenus, les écoute, les soulage. Une fois seule chez elle, on peut comprendre qu'elle laisse libre cours à son chagrin. Vous devez faire avec votre peine, mais avec celle de vos parents également. C'est très difficile de voir ses parents souffrir, de se sentir impuissant face à leur malheur. C'est beaucoup pour un seul homme.

Mon mari est mort d'un infarctus. Nous étions en vacances en Tanzanie. Il avait cinquante-neuf ans. Il a été la chance de ma vie, l'homme de mes rêves. Si j'étais partie la première, je devine ce qu'il aurait fait. Après avoir avalé des kilomètres à vélo, il se serait arrêté quelque part dans la montagne et aurait hurlé jusqu'à l'extinction de ses cordes vocales. Moi, j'ai tenu bon jusqu'au rapatriement du corps, l'enterrement et le départ d'Aurélie deux jours plus tard à Paris, qui avait des partiels. Puis, je me suis couchée. J'ai dormi, jour et nuit. Jusqu'à perdre la notion du temps. Je me nourrissais à peine, ne me lavais plus, avais éteint mon téléphone. J'aurais voulu mourir d'amour. Mais cela ne se passe pas ainsi. À un moment, votre corps refuse d'obéir. Le sommeil vous fuit. Que faire, sinon réapprendre à vivre sans la personne aimée ?

Vous écrivez qu'il vous est impossible, à vous et à vos parents, de parler ensemble de Julien. J'y ai réfléchi. À moi aussi, il m'est arrivé de ne plus pouvoir communiquer avec des proches. Situation absurde dont on ne sait comment se dépêtrer. Comment briser la paroi de verre qui nous sépare des autres, sans être maladroits, sans être rejetés, sans que les mots fassent plus de mal encore ? Nous préférons faire comme si nous n'avions rien remarqué et que tout était normal. Comme si nous n'avions pas vu, pas compris, pas entendu. Ce silence-là, pourtant, il faut absolument le rompre. Il nous abîme. C'est un poison.

J'ai une fille, Aurélie. Elle est médecin et vit en Chine avec son mari. Je ne la vois pas souvent.

Mes animaux ? J'ai des vaches, des cochons, un cheval et un âne. Ils ont un point commun : tous ont souffert avant que je les recueille. Je leur offre douceur et bonheur pour les années qu'il leur reste à vivre.

Je ne vous connais pas assez pour savoir si vous n'êtes effectivement pas fait pour les études. En revanche, à propos de la lecture, vous faites erreur. Elle est une porte ouverte sur le monde, la nature humaine, les siècles passés et à venir. Il est impossible qu'aucun sujet ne vous intéresse, qu'aucun genre littéraire ne vous plaise. La lecture nous ouvre des portes. Je veux bien admettre que vous n'en ayez pas les clés. Vous n'osez pas entrer dans une librairie ou une bibliothèque ? Les gens qui y travaillent sont là pour vous conseiller, pas pour vous juger. Esther vous en parlera mieux que moi. Allez hop ! relevez la tête, bombez le torse, respirez un grand coup, dites-vous que vous êtes quelqu'un de bien et que vous n'avez rien à perdre mais tout à gagner à vous montrer curieux.

Tenez-moi au courant.

Jeanne

Samuel à Jeanne

13 mars

Bonjour Jeanne,

Avant, quand Julien était encore là, j'avais l'impression d'être de trop dans cette famille. C'est pire, maintenant. Mes parents, je ne sais pas ce qu'ils voient quand ils me regardent et me parlent. Ou c'est moi qui me monte la tête, et tout est normal. Je ne sais pas ce que je suis censé faire. Qui je suis sans mon frère ? Le fils unique ? Le fils qui a de la chance ? Le fils qui doit combler le vide ? Le fils qui doit continuer à se faire tout petit ? Ils sont cool avec moi, mes parents, c'est pas le problème. Ma mère aime bien m'embrasser, mon père me serrer contre lui, vite fait. Ils font des efforts pour me parler comme si de rien n'était, mais on peut pas dire qu'ils m'aident. C'est une chape de plomb, cet appart', et personne n'y peut rien.

Les dernières semaines, quand Julien était à l'hôpital, j'étais en colère. Parce que son absence qui s'éternisait n'était pas bon signe. Le cancer de mon frère avait pris toute la place. Et moi, je pensais qu'à un truc, récupérer sa chambre, plus grande que la mienne, puisqu'il n'était plus là. J'en pouvais plus de sa maladie, qu'on traînait tous comme un boulet et qui nous empêchait d'avancer, de nous aimer et de nous engueuler comme dans une famille normale. Des fois, je voulais qu'il meure. Qu'on en finisse. Cela n'empêchait pas la tristesse, mais ces pensées-là, je les ai eues, je veux pas me cacher la vérité. Depuis, je me dis que si je l'avais plus soutenu, si j'avais cru à sa guérison, si je n'avais pas souhaité sa mort, il serait vivant. Pas guéri, mais vivant. Maintenant qu'il est plus là, l'envie de récupérer sa chambre me fait honte. Je ne comprends pas comment j'ai pu. Avec mes parents, on a fini par la vider, en partie. Je me doute qu'ils l'ont fait pour moi. Sinon ils n'auraient touché à rien. La chambre de Julien serait restée telle quelle et comme ça, on aurait pu s'imaginer qu'il s'était juste absenté. Ils m'ont demandé si je voulais qu'on la vide complètement. Je voulais que ses étagères de livres restent telles qu'elles étaient. Et son bureau aussi. J'ai bien vu que ça soulageait ma mère. Le reste, on a tout enlevé, mis dans des cartons qu'on a descendus tous les trois à la cave. Ma mère n'a rien voulu jeter. Mon père a remonté les bouteilles de vin pour faire de la place. J'ai compris qu'ils ne voulaient plus y descendre, dans cette cave. Je sais ce que ça nous a coûté de tout vider. Pour moi, ça a été pire que l'enterrement. Des souvenirs qu'on mettait dans des cartons et qu'on ligotait avec du gros scotch, une vie qu'on faisait disparaître en quelques heures. C'est rien du tout, la vie d'un homme.

Julien, il était bon en français, il adorait lire. Dans sa chambre, tout ce qu'il rangeait, c'étaient ses bouquins et cela faisait rire maman. C'est pour ça que je n'ai pas voulu qu'on touche à ses étagères ni à son bureau. Alors plutôt que d'aller dans une librairie pour acheter des livres, j'ai décidé que j'allais lire les siens, un par un, en commençant par l'étagère du haut, de gauche à droite. C'est ça que je veux, je sais pas pourquoi. Poser mes yeux là où il a posé les siens, sur les mêmes mots. Découvrir les mêmes histoires que lui, connaître les mêmes personnages. Après, je remettrai les livres exactement comme ils sont. Si ça se trouve, je vais rien comprendre. Des fois, il me disait : « Tu devrais lire, tu serais moins con. » Le premier livre, c'est *L'Ami retrouvé*, de Fred Uhlman. J'ai plutôt de la chance, c'est pas un gros livre. Je vais essayer de le commencer demain. Vous l'avez lu ?

Vous voulez pas me parler plus de vos animaux ? Vous parlez pas beaucoup de votre fille.

Vous savez, maintenant, c'est dingue, mais je ne supporte plus le bruit du gros scotch qu'on déroule.

À bientôt,
Samuel

Jean à Nicolas

Paris-Tunis,
le 11 mars 2019

Bonjour Nicolas,

Rien que ça : « Le poète des fourneaux », « L'intello deux-étoiles », c'est donc ainsi qu'on vous surnomme ? Les articles qui vous sont consacrés insistent sur votre amour des mots, source d'inspiration de certains de vos plats. Vous me demandez si je cuisine. Très peu. Mais j'ai quelques spécialités, les œufs sur le plat, les pâtes sauce tomate, les soupes de chez Picard…

Ce qui vous arrive n'est pas facile à vivre, mais vous m'avez tout l'air d'un type courageux. La mauvaise image que vous avez de votre femme finira par s'effacer, je suppose. Mes conseils et mes encouragements s'arrêteront là, car comme je vous l'ai déjà écrit…

Je déteste donner l'image d'un type désabusé et déprimé, mais vous n'êtes pas le premier à me le faire remarquer. Il va falloir que je m'y fasse. Vous avez raison de souligner qu'il est impossible de réussir, dans votre métier comme dans le mien, sans une sacrée dose d'énergie, tous les jours. Ces derniers temps, je dois puiser un peu plus loin qu'auparavant au fond de moi pour la trouver, mais j'y parviens encore. Pour combien de temps ? Gagner de l'argent a longtemps été mon moteur. Ce n'est plus vrai. J'aimais les challenges. Plus les situations étaient complexes, plus on me cherchait des noises, meilleur j'étais. Vous me demandez pourquoi je ne délègue pas davantage. Pour l'instant, c'est difficile. Ma première mission consiste à revoir les contrats qui nous lient aux services clientèle basés à l'étranger. C'est un boulot pourri. En clair, je licencie de pauvres bougres déjà mal payés en prétextant qu'ils n'ont pas rempli leurs objectifs, pour en engager d'autres que je paierai encore moins. Je suis aussi censé gagner de nouveaux marchés à l'international.

Je vous fais confiance, Nicolas, et vous demande de ne divulguer en aucun cas ce que je vous révèle. Je ne vous connais pas, je vous fais confiance. Vous admettrez que c'est totalement inconscient de ma part.

Mon appartement donne en effet sur les Tuileries. C'est pour cette raison que je l'ai acheté. Au cinquième étage. C'est bruyant, mais cela ne me dérange pas. Je voyage, je vais de ville en ville, je ne vois pas les jours passer. Je dois avoir peur du vide, de me retrouver seul avec moi-même. On fait quoi, de la solitude, quand personne ne vous attend ? Je ne me plains pas. J'ai une fiancée de temps à autre, ça a des avantages. Je profite des bons moments, sans les contraintes d'une vie de couple plus établie, sans me poser de questions. Je suis libre. Si j'avais trouvé la femme de ma vie, je ne vous tiendrais probablement pas ce discours. J'aimerais aimer et être aimé. Connaître à nouveau cette jubilation de chaque seconde, cette délicieuse fébrilité, le cœur aux aguets, qui vous ancre dans le présent, vous fait voir l'avenir sous un jour radieux. Que c'est bon, mais que c'est loin, tout ça. Oh surprise ! vous dites-vous, le businessman a l'âme romantique.

J'ai oublié de vous parler de mes enfants. Je le ferai dans mon prochain courrier, sans faute.

Jean

P-S : Au fait, c'est agaçant votre façon de vous adresser à Esther quand vous m'écrivez.

<u>Nicolas à Jean</u>

Paris, le 18 mars 2019

Bonjour Jean,

Parfois, je rêve de fermer mon restau, de prendre ma fille sous le bras et d'ouvrir un bistrot en province, loin de ce bordel. Ciao la pression, ciao le loyer exorbitant, les cons dans leur bagnole, le Michelin, les Black Blocs qui saccagent la ville, les flics qui craquent en essayant de les en empêcher, ciao les SDF que je ne vois même plus. Je m'imagine dans une grande maison à la campagne, avec Adèle, des animaux, un feu de cheminée et la vie plus douce, d'un coup. Hier, j'ai pris un pot avec un ami, dans un bistrot quelconque, près du Champ-de-Mars, où on te fait payer la rondelle de citron dans ton Perrier. Cinquante centimes d'euro. Je suis allé voir le patron, je lui ai demandé s'il était sérieux. « Mais monsieur, vous croyez que j'les paie pas les citrons ? Et pourquoi j'en ferais cadeau ? » s'est-il offusqué. « Parce que t'es un trou du cul qui fait déjà payer son Perrier cinq euros cinquante », je lui ai répondu. Bon, mon copain n'a pas tort, je n'aurais pas dû le traiter de trou du cul ni le tutoyer. Il a vu rouge, m'a dit qu'il n'avait pas l'habitude qu'on s'adresse à lui de cette façon et que si je n'étais pas content, je n'avais qu'à choisir un autre café. Il ne serait pas allé jusqu'à la bagarre. Dommage, j'étais d'une humeur de chien, je n'aurais pas dit non à une petite empoignade. Vous trouvez normal, vous, de faire payer un bout de citron dans un verre d'eau ?

Pour redescendre en pression, je devrais reprendre la boxe, je le sais. J'ai des circonstances atténuantes. Je bosse comme un chien et quand j'arrive à la maison, je retrouve ma mère, qui m'attend. Elle est mignonne et vraiment pas pénible, mais il faut qu'elle rentre chez elle, je vais finir par être odieux avec elle. Pourtant, je ne sais pas comment je ferais si elle n'était pas là. Il faut que je m'organise autrement et relance la crèche. J'en ai marre de tout assumer pendant que Juliette se fait des nœuds au cerveau, il est là le problème. J'arrête, je vais être injuste.

Je vais chez des amis du côté de Fontainebleau, le week-end prochain, avec Adèle, cela va nous faire du bien.

On fait quoi de son temps libre ? semblez-vous vous demander. Vous aussi, vous êtes sérieux, Jean ? Mais la réponse est évidente : on n'en fait rien. On se morfond, on passe sa vie à regretter. On fait comme vous, on se dit que cela ne vaut pas la peine de changer, puisque sans amour, notre existence n'est pas digne d'intérêt. C'est bien ça, non ? Et qu'il est préférable de continuer à s'emmerder dans des avions et à virer des gens qui n'ont pas rempli leurs objectifs à la con. Chouette programme.

Je suis sûr que vous pourriez négocier votre départ, avec un paquet d'argent à la clé. Vous ne seriez pas dans la situation de ceux que vous licenciez et à qui vous concédez, j'imagine, des indemnités minables. Aidez-moi donc à ouvrir un restaurant et un potager solidaires avec des handicapés mentaux. Tout seul, je procrastine.

Vous avez raison, je ne vous savais pas sentimental. J'en rirais presque en repensant aux photos que j'ai vues passer de vous, regard de pit-bull, pas un sourire, et cette légende : « Nous devons baisser nos coûts de productivité. » Quelle âme poétique…

À plus dans le bus,
Nicolas

P-S : Je m'adresse à Esther si je veux.

Culpabilités

Jeanne à Juliette

Verjus-sur-Saône,
le 12 mars 2019

Chère Juliette,

Le week-end dernier, j'ai eu la visite impromptue d'une ancienne élève, Julie, concertiste à Berlin. Elle devait avoir dix ans quand je lui ai donné ses premiers cours, vingt-deux quand elle a rejoint l'Orchestre de Paris. Elle était élève au conservatoire de Lyon, prenait des cours avec moi le week-end. Elle était douée et travailleuse, mais perdait tous ses moyens pendant les examens. Quelques heures avant la convocation, elle avait des poussées d'eczéma, des nausées et était prise de tremblements. C'était spectaculaire. Elle avait tout essayé : le psy, le yoga, les huiles essentielles, la relaxation, les calmants… Je lui ai proposé mon aide. J'avais une certaine expérience, mes premières années de professorat étaient derrière moi. Je lui tiendrais compagnie pendant les heures qui précédaient son audition, jusqu'à la dernière minute. Ensemble, nous ferions ce qu'elle souhaitait, sauf du piano. Elle a choisi la marche. Nous nous retrouvions sur les bords de Saône et arpentions les quais d'un pas rapide, deux à trois heures durant. Il nous est arrivé, quand elle était convoquée tôt le matin, de nous y retrouver à l'aube. Pendant ces balades, nous parlions des chefs d'orchestre, des musiciens et des compositeurs, de la vie de Chopin, de Rachmaninov, de Beethoven, de Rimski-Korsakov, des époques qui les avaient vus naître, de leur famille, de leurs amours, de leurs premiers succès, de leurs inspirations, de leurs périodes noires, de leurs périodes de doute… Pas de son examen, jamais. Je glissais des phrases d'encouragement, « Chez Pleyel ce jour-là, Chopin a notamment joué l'*Andante spianato*, que tu as si bien interprété la semaine dernière », « C'est à ce moment que Beethoven a écrit ses *Variations Diabelli*, très probablement pour être à l'égal des *Variations Goldberg* de Bach. Tu te rappelles comme la trente-deux te donnait du mal ? Cela valait la peine, non ? Fais-moi plaisir, pense à me la jouer la semaine prochaine, tu la joues mieux que moi ». Puis, nous franchissions ensemble la porte du conservatoire. Ça a marché. Nos conversations la divertissaient, l'effort physique lui permettait d'évacuer son stress, de se vider la tête. Vous avez appris de vos équipes, me disiez-vous dans votre dernier courrier. Moi, de mes élèves.

Mes amitiés,
Jeanne

Juliette à Jeanne

Malakoff, le 13 mars 2019

Bonjour Jeanne,

Lorsque ma fille est venue au monde, mon gynécologue, étonné, m'a demandé pourquoi je ne la serrais pas contre moi. Ce que j'ai fait aussitôt. Aujourd'hui, je pourrais lui en donner la raison : je n'ai pas pris Adèle dans mes bras, parce que cela ne m'est pas venu à l'esprit. Je me suis souvent demandé depuis à quoi je pensais à ce moment-là. Eh bien, à rien. Mon cerveau avait fait le vide. Le vide absolu, déconnecté de la réalité, de la moindre émotion. La sidération me tenait éloignée de ce constat : j'avais un enfant, j'étais maman.

Enceinte, je me trouvais laide. Trop grosse, le visage bouffi, le teint rougeaud, les membres gonflés, je me traînais et m'inquiétais pour tout et n'importe quoi. Je trouvais que ces neuf mois n'en finissaient pas, j'avais hâte que le bébé arrive. Adèle est née à six heures du matin. Dès la première nuit, j'ai souhaité la confier aux sages-femmes. Je voulais dormir. J'avais décidé que je ne l'allaiterais pas. La journée, je me sentais empruntée, ne savais pas quoi faire du bébé, paniquais quand ses pleurs s'éternisaient. J'avais hâte qu'on vienne la chercher pour la nuit et que je puisse dormir. Le matin, je trouvais qu'on me la ramenait trop tôt. « Déjà ? », pensais-je tout bas. Je regardais ma fille et la trouvais très belle, avec sa peau diaphane, ses yeux bleu sombre, ses cheveux noirs en pagaille, mais c'était comme si cette beauté ne me concernait pas. Elle était déjà un poids. Je ne voulais qu'une chose : la poser dans son berceau et qu'elle me laisse tranquille. J'espérais que cela irait mieux quand nous serions rentrées. Ce fut pire. Chaque jour, je m'avançais un peu plus vers le précipice. J'étais la seule à m'en rendre compte.

J'étais incapable de décrypter les pleurs de ma fille. J'essayais de la calmer, mais en vain. Je manquais d'empathie. Je ne lisais rien dans son regard, ne ressentais aucune émotion quand je la tenais dans mes bras. Entre nous deux s'ouvrait un gouffre. Les premiers jours à la maison, quand elle faisait la sieste, j'attendais son réveil avec impatience. Quelques instants sans elle à mes côtés, et je recommençais à espérer. Elle allait se réveiller et j'éprouverais un immense bonheur. Tout serait facile, lumineux. Nous oublierions ces premiers jours gâchés. Hélas. Il me suffisait de la regarder, de la prendre dans mes bras quand elle se réveillait pour que l'angoisse m'étreigne de plus belle. Je me forçais à la caresser, à lui parler, mais c'était peine perdue, je ressentais un vide en moi. J'accomplissais mon devoir. Je lui donnais ses biberons, son bain, la changeais… Mes gestes étaient mécaniques. Je m'étais fait une liste, avec des horaires, de peur d'oublier certaines tâches. J'avais peur de mal faire. En réalité, j'étais terrorisée à l'idée de l'oublier, elle. J'étais tellement tentée de faire comme si mon bébé n'existait pas. Adèle était une étrangère.

Elle pleurait de plus en plus. J'étais fatiguée, anxieuse, j'avais les nerfs à vif. Aucune des initiatives de Nicolas ne trouvait grâce à mes yeux. Je lui en voulais de me laisser seule avec elle, j'étais jalouse du temps qu'il lui consacrait quand il rentrait du travail. Il était fou de joie, inquiet pour moi, mais heureux avec elle. Je voulais que Nicolas et moi nous aimions comme avant. Que notre bébé cesse de s'immiscer entre nous. Qu'il ne se soit jamais immiscé entre nous.

J'avais de plus en plus de mal à m'extraire de mon lit, à sortir dans la rue. Adèle avait deux mois quand Nicolas m'a demandé pourquoi je n'allais pas voir un médecin. J'ai accepté, sans rien dire, mais je l'ai mal vécu. C'était la confirmation que je ne tournais pas rond, que, peut-être, j'étais en train de sombrer dans la folie. La honte me tuait à petit feu.

Mon généraliste m'a prescrit des vitamines et un léger somnifère. Il a voulu me rassurer. J'avais bien fait de venir le voir, il ne fallait pas prendre le baby-blues à la légère, mais je l'aurais bientôt oublié. Je suis repartie déçue. J'aurais voulu ne pas rentrer, aller directement dans un hôpital ou une clinique, peu importe, qu'on s'occupe de moi, qu'on me bourre de somnifères, tout oublier. Le mal a empiré. J'étais de plus en plus paniquée, de moins en moins capable de m'occuper d'Adèle. Je restais enfermée dans ma chambre, la tête sous la couette pour ne pas l'entendre pleurer. Je me faisais violence pour me lever et lui donner à manger. J'avais peur de lui faire du mal. Je me répétais que j'étais un monstre. J'ai basculé dans ce que les médecins appellent la décompensation. Mes fantasmes se sont libérés. Je me voyais jeter Adèle par la fenêtre dans un moment d'exaspération. L'étouffer tout en douceur sous un oreiller, puis ne pas oser le soulever pour découvrir son visage, après. M'ouvrir les veines dans la baignoire. Je perdais peu à peu connaissance, l'eau devenait rouge foncé, j'avais froid.

J'ai fini par être hospitalisée dans un établissement psychiatrique. C'était ce que je souhaitais. Être prise en charge, loin de ce bébé qui m'avait engloutie, que je voyais comme une menace, mais que je voulais dans le même temps protéger de ma folie. Que l'on m'abrutisse de médicaments. Adèle avait cinq mois. Je suis restée à Sainte-Anne six semaines. Je ne voulais pas la voir. Ni elle ni personne. Pas de visite. J'étais vaincue. Me souvenir de cette période est une épreuve.

Ensuite, j'ai été transférée dans une unité de maternologie. Avec Adèle, plusieurs jours par semaine. La première éclaircie dans ce trou noir. L'équipe soignante me comprenait. Elle m'aidait, m'encourageait à parler à ma fille, à la toucher, à chanter pour elle. Elle m'incitait à me reposer. Tous les deux jours, je parlais à une psychiatre. Je ne ressentais toujours rien pour mon bébé, mais ne paniquais plus. Il n'y avait pas de télé, pas de radio, c'était parfait. Du calme, du silence, je ne désirais rien de plus. Nicolas venait me voir. La seule visite que j'avais fini par autoriser. J'ai réintégré mon appartement de manière progressive, puis définitivement. J'ai tenu un mois. Nicolas faisait ce qu'il pouvait. Nos relations étaient plus apaisées, mais nous ne parvenions pas à nous parler, à nous aimer. J'ai dû me rendre à l'évidence, il m'évitait. Je n'en revenais pas. Son attitude me dévastait. Depuis, je lui en veux. Il aurait suffi de pas grand-chose pour que je reprenne un peu confiance en moi. Il n'a rien fait pour cela. Notre complicité s'était envolée, nous étions incapables du moindre geste de tendresse. Je n'aimais pas sa façon de me regarder. J'ai eu peur de rechuter. Mes crises de panique sont revenues. J'en ai parlé à mon médecin et j'ai décidé de partir. Je n'étais pas prête.

Je ne pourrai pas changer ce qui a été. Je ne pourrai pas le réparer.

Amitiés,
Juliette

Jean à Esther

Paris, le 16 mars 2019

Bonjour Esther,

Maintenant que vous m'avez parlé de la correspondance que vous entreteniez avec votre père, je comprends mieux pourquoi vous avez monté cet atelier. Je ne vous l'ai pas encore dit : je suis content d'y participer. Vous écrire, ainsi qu'à Nicolas, m'oblige à « sortir de ma zone de confort » (une expression, je crois, assez à la mode). Ce n'est pas agréable. Les souvenirs remontent à la surface, j'ai mauvaise conscience, vos questions me dérangent, parfois, me font envisager les choses autrement. Est-ce le cas pour nous tous, ou suis-je une exception ?

Je suis resté une bonne partie de la semaine à Paris. J'en ai profité pour déjeuner avec mes parents. Ils sont âgés, quatre-vingt-cinq et quatre-vingt-six ans. Chacun ses petites maladies et ses faiblesses. Mais dans l'ensemble, ils ont la santé. Mon père avait l'air content de me voir. Il était plus affectueux que d'ordinaire. « Affectueux », c'est exagéré, mais il a manifesté quelque chose de cet ordre. Après les avoir quittés, j'ai longuement pensé à ma mère (un effet de l'atelier, probablement). J'ai pour elle une forme d'admiration. On peut désapprouver sa conception du bonheur, la juger stupide, immorale, mais à travers son mariage, elle a exaucé son rêve - être riche -, réussi à préserver son bien-être et défendu ses prérogatives jusqu'au bout. S'occuper le moins possible de ses enfants, profiter de son argent sans travailler, se couler dans les habits d'une grande bourgeoise. Ma mère lisait très peu, n'allait pas au cinéma, rarement au théâtre, n'écoutait pas de musique. Elle invitait à dîner à la maison, souvent. Une cuisinière se chargeait des menus. Ce qu'elle aimait par-dessus tout, c'était acheter. Des vêtements, des bijoux, des meubles, mais aussi des maisons à la campagne ou au bord de la mer, dont elle se lassait vite. Je ne saurais dire combien de résidences secondaires ils ont eues. Mon père lui obéissait, lui passait tous ses caprices, et Dieu sait qu'ils étaient nombreux. Il était faible. Il m'inspirait de la compassion, pour ne pas dire de la pitié. En remerciement, elle n'avait pas un mot tendre. Le pire, c'est qu'elle continue de l'emmerder, à quatre-vingt-cinq ans passés. Ma mère, idiote et belle. Elle a été heureuse.

Comme je vous l'ai écrit, mon travail m'a procuré de nombreux plaisirs et a assis mon pouvoir. C'est de moins en moins vrai, c'est pourquoi j'en parle au passé. Un événement particulier a-t-il provoqué cette indifférence nouvelle ? Si c'est le cas, je n'en ai aucun souvenir. Je vous mentirais si je vous disais que les inégalités et la misère du monde me chagrinent. Ou que je me sens coupable de tous ces gens que j'ai virés. Ou que, miné par le remords, j'ai décidé de changer de vie. Non, je suis plutôt comme ces enfants pourris gâtés qui ne savent plus quoi demander pour leur anniversaire. L'argent ne me fait plus vibrer, ne m'excite plus. Dans ces conditions, faire du business est prodigieusement ennuyeux. D'ailleurs, je ne fais plus de business. Je gère des ressources humaines, des hommes et des femmes dont j'évalue les résultats et dont je me débarrasse quand ils ne sont pas assez performants ou trop chers. Qu'ils aient plus de cinquante ans, des enfants à charge, qu'ils soient malades, que leur conjoint les ait quittés n'est pas mon problème. Ils ne sont que des pions, je ne suis pas là pour leur faire des cadeaux. C'est à moi de leur annoncer la mauvaise nouvelle, la DRH les appellera dans la semaine pour régler les modalités de départ. Je suis devenu un type abject. Je suis un peu plus fatigué chaque jour. Il n'y aura pas de retour en arrière.

Les gens n'ont fait que passer dans ma vie. Je n'ai plus de femme, mes enfants ne me tiennent pas en haute estime, ils sont grands et je ne les ai pas élevés (ou si peu), mes amis ont fini par m'oublier. Travailler, je ne sais faire que ça. M'arrêter, ce serait plonger dans le vide. Je commence à y penser, pourtant.

Parlez-moi encore de vous, Esther. Vous êtes mariée, vous avez une fille, Pia. Quel âge a-t-elle ? Je suis tellement focalisé sur ma petite personne que je ne vous l'ai pas demandé.

Je repars après-demain pour Bruxelles.

Amicalement,
Jean

Esther à Jean

Lille, le 20 mars 2019

Bonsoir Jean,

Tout d'abord je vous félicite. Dans votre dernière lettre, vous avez employé moins d'adverbes. Votre style gagne en légèreté, en précision. Je me réjouis quand je vois que mes conseils portent leurs fruits.

La question que vous devez vous poser est celle-ci : vous imaginez-vous faire le même métier pendant les quinze prochaines années ? Dans dix ou vingt ans, le plaisir que je prends à tenir ma librairie et à y passer mes journées sera toujours aussi grand. Sans vouloir vous vexer, ce qui vous arrive est banal. Vous avez la cinquantaine, vous vous ennuyez dans votre job et ne savez comment aborder la suite. Mettre un grand coup de pied dans la fourmilière ou faire le dos rond et prendre votre mal en patience. Pourquoi avons-nous peur de nous retrouver face à nous-mêmes ? Nous refusons d'être confrontés au vide, à l'inaction, aux questions sans réponse. Nous devons coûte que coûte avoir un projet. Je crois pourtant que cette « plongée dans le vide », comme vous l'écrivez, est un passage obligé, auquel certains d'entre nous ne peuvent échapper. Ils ne supportent plus d'être là où ils sont et ne connaissent pas encore l'endroit où ils veulent aller. Comme ils ont du mal à laisser du temps au temps sans prendre peur ! C'est visiblement votre cas, à en croire ce que vous m'avez écrit, ainsi qu'à Nicolas. Ne m'en veuillez pas, mais je ne fais pas la part de ce qu'il y a dans les lettres qui me sont destinées et dans celles que vous envoyez à Nicolas, dont j'ai également connaissance. Je suis d'accord avec lui : ne pas vouloir changer de vie parce que vous êtes seul, ce n'est rien d'autre qu'un prétexte. Quand nous prenons des risques, que nous faisons bouger les lignes, nous découvrons en nous des ressources que nous ne soupçonnions pas. Vous l'aurez compris, je suis favorable au grand coup de pied dans la fourmilière.

Après vous avoir lu, je devrais logiquement vous trouver infréquentable. Je n'y arrive pas. Je ne sais pas pourquoi. Vous représentez tout ce que je fuis en temps normal.

Pia a quinze ans. Depuis sa naissance, je me prépare à sa crise d'adolescence, mais je ne vois rien venir. Ou disons que les désagréments en sont minimes. Elle se regarde sans cesse dans les miroirs qui croisent sa route (ce qui m'exaspère), s'intéresse aux garçons (ce qui me fait ricaner), lit moins qu'avant (ce qui me dévaste). Elle est excellente élève et n'en fiche pas une. Pia est intelligente, très drôle, bavarde et orgueilleuse. Elle a très mal vécu le suicide de son grand-père, elle va mieux maintenant. Son père et moi sommes séparés, mais nous entendons bien. Nous sommes devenus amis. Il est ingénieur du son dans le cinéma. Il fait de nombreux allers-retours à Paris. Il se débrouille pour accueillir sa fille chez lui une semaine sur deux. Ni lui ni moi n'avons refait notre vie. Les hommes qui me plaisent sont rares. Quand c'est le cas, je ne tarde pas à leur trouver des défauts rédhibitoires et mets un terme à l'histoire sans tenter quoi que ce soit pour la sauver. J'alterne entre « j'en ai assez d'être seule » et « qu'est-ce que c'est bon de faire ce que l'on veut chez soi sans un mec à la maison ». Je peux dire que je suis heureuse, dans le sens où je mène la vie qui me correspond, que je suis fidèle à mes valeurs et à ce que j'aime. C'est déjà beaucoup.

Amicalement,
Esther

Nicolas à Juliette

Paris, le 17 mars 2019

Mon amour,

Ma mère trouve que tu as à nouveau mauvaise mine. Tu lui as à peine parlé avant-hier. Je suis inquiet. Dis-moi.

Depuis quand n'ai-je plus prononcé ces deux mots, « mon amour », que j'avais autant de plaisir à dire que toi à entendre ? Je me demande ce que tu ressens en les lisant, à voix haute peut-être. Je voudrais notre amour intact. Qu'il retrouve sa vigueur et sa chaleur.

Quand tu étais hospitalisée à Sainte-Anne, je ne te l'ai pas dit, mais j'ai appelé tes parents pour le leur annoncer et leur proposer de venir voir Adèle. Tu n'imagines pas comme je culpabilisais. Ils ne l'avaient pas revue depuis la maternité. Entre-temps, tu avais coupé les ponts avec eux, et j'en étais malade. Je me les rappelais, déboulant de Saint-Nazaire dans leurs habits du dimanche, émus aux larmes, ta mère et sa valise pleine de cadeaux, qu'elle accumulait depuis des mois, ton père, si fier dans son nouveau costume, les mains encombrées d'un bouquet de fleurs et d'une bouteille de champagne tiède. J'en chialais. J'en chiale encore. J'aime tes parents, Juliette, depuis le jour où j'ai fait leur connaissance. Tu te souviens ? C'était dans ce restaurant de poissons, à côté de Trouville, en pleine campagne, dont j'ai oublié le nom. Ta mère avait refusé de faire la cuisine, de peur que je la trouve mauvaise. Ce jour-là aussi, ils étaient tirés à quatre épingles. Pas comme nous. Nous sortions d'une grande promenade sur la plage, jeans et baskets crottés, l'air de deux épouvantails.

Bref, je les ai appelés. Je leur ai fait un résumé, comme j'ai pu, expliqué ce qu'est une dépression du post-partum. Je me suis excusé d'avoir été si peu disponible quand ils me téléphonaient pour tenter de comprendre ce qui se passait, alors que je les savais inquiets. J'estimais, me suis-je justifié, que c'était à toi de les tenir au courant. Ta mère était inquiète pour toi et la petite, mais finalement pas si surprise. « Il fallait bien qu'un jour… » m'a-t-elle glissé, sans finir sa phrase. Elle m'a posé de nombreuses questions sur Adèle. J'ai appris en passant que ma mère leur envoyait des photos. Elle ne m'en avait rien dit. Des fois, je me demande si elle n'a pas peur de mes réactions. Ils trouvent que c'est ton portrait craché. « Même les yeux ? – Oh oui, ce regard, c'est tout sa mère. » Ils devaient me rappeler très vite pour me dire s'ils venaient (ou pas) à Paris. Je pensais qu'ils sauteraient sur l'occasion. Ton père m'a rappelé, le lendemain. Ils avaient réfléchi et décidé qu'ils attendraient ton retour, qu'il fallait que cela vienne de toi. « C'est notre façon à nous de dire à Juliette qu'on l'aime et qu'on respecte ce qu'elle vit. » Depuis, on se téléphone régulièrement.

Ta fille est une goinfre. Excepté les poireaux, qu'elle refuse et c'est non négociable, elle aime tout. Entre ma mère et moi, elle est bien tombée. J'ai décidé qu'elle ne mangerait pas de gâteaux jusqu'à ton retour. À nous le salé, à toi le sucré. Elle aimerait être tout le temps debout et passe d'un meuble à l'autre sans se lasser (moi, si !). Je lui donne rarement son bain la semaine, mais le week-end, j'adore ! Ses bourrelets me mettent en joie, sa peau de bébé est d'une douceur infinie et ses cheveux, quand ils sont mouillés et plaqués sur sa tête, lui donnent un air espiègle qui me fait craquer. Elle ne dort pas assez, ses nuits sont agitées. Elle se réveille souvent, sauf… les après-midi, après qu'elle est allée à la maternologie avec toi. Avant de me répondre que ça ne veut rien dire, laisse-moi avancer mon pion : elle était avec toi, vous vous êtes parlé, regardées, touchées, les médecins sont rassurants, encourageants, résultat, notre fille dort d'un sommeil apaisé.

N.

P-S : La crèche où nous avons déposé une demande est prête à accueillir Adèle à partir du mois de juin. Je suis pour. Cela lui fera du bien d'être avec d'autres enfants.

Juliette à Nicolas

Malakoff, le 26 mars 2019

Nicolas,

Pardon d'avoir tardé à te répondre. Les dernières séances chez ma psy ont été difficiles, je suis rentrée dans ma coquille, j'ai attendu que l'orage passe.

J'ai effacé ma naissance de mon histoire, fait comme si elle n'avait rien de particulier. J'étais une enfant comme les autres. Avec des parents aussi aimants qu'Anne et Maxime, voir la vie du bon côté, et uniquement du bon côté, n'était pas difficile. Née sous X ? J'aurais pu répondre, comme dans la chanson *Mon amant de Saint-Jean*, que « c'est du passé, n'en parlons plus ». Si j'avais eu une conscience plus nette de ce que je suis, de mes forces et mes fragilités, j'aurais agi différemment et su qu'avant de mettre au monde un enfant, il me fallait régler des comptes avec ma propre naissance. J'étais dans un déni tel que, même enceinte, je n'ai pas fait le rapport entre mon passé et mon angoisse. Il a fallu Adèle pour que le cataclysme se déclenche. Ma psy me dit qu'inconsciemment, j'ai refusé de lui faire porter cette charge et que c'est une bonne chose. Peut-être.

Tu as bien fait d'appeler mes parents. Je suis soulagée et émue de savoir qu'ils ne m'en veulent pas et attendent mon retour.

Comme je te l'ai écrit, tu n'as pas à t'en vouloir. Mais ce que je voudrais comprendre, Nicolas, c'est ton attitude lorsque je suis rentrée à la maison après mon hospitalisation. Pour quelle raison étais-tu si distant ? Tu me parlais à peine, tu dormais sur le canapé, n'avais pas un geste de tendresse. Ça m'a fait un mal inouï. Pourquoi ? J'avais besoin de toi, que tu me rassures, me soutiennes. À ce moment-là plus qu'à aucun autre. Sans ton amour, comment trouver ma place ? Explique-moi, s'il te plaît, même si la réponse peut faire mal.

Je suppose que c'est une bonne chose qu'Adèle aille à la crèche. À la maternologie, elle va facilement vers les autres enfants. On me pousse à participer à sa période d'intégration. Je vais essayer.

Ma psy a diminué les doses d'antidépresseurs. J'avance avec elle. Je verse de grosses larmes de petite fille, je crache ma colère contre cette mère qui n'a pas voulu de moi, ne m'a rien laissé. Cette inconnue que je hais, mais à qui je dois faire une (toute petite) place à mes côtés.

Cela me rend heureuse de savoir que tu m'attends pour faire découvrir les gâteaux à Adèle. Pour la première fois, je me suis imaginée à la maison, dans la cuisine, en train de lui préparer des petits cakes et des choux. J'aurais pu y penser, à lui apporter des douceurs quand je viens la chercher. C'est nul.

Alex et Joël m'ont appelée ce matin. Ils envisagent d'acheter un vieux moulin dans la Brie, avec des meules de pierre. Ils veulent qu'on s'associe. Nous fabriquerions nos propres farines, développerions une activité commerciale. Nous ne partirions pas de zéro, les propriétaires actuels ont déjà de nombreux clients. À nous de faire ce qu'il faut pour les garder. Tout est en bio. Plutôt que d'ouvrir une troisième boulangerie comme il en était question, je crois que je préfère ce projet. Ce serait une vraie aventure. Qu'en dis-tu ?

Je repense souvent à notre rencontre, puis à toutes ces années où nous avons été heureux. J'ai tout gâché.

Ma tendresse et des baisers,
Juliette

Juliette se sent mieux après cette lettre. Peut-être cet atelier est-il une bonne chose. Peut-être Nicolas et elle parviendront-ils à s'expliquer. Dans la panique, la douleur et la colère, ils se sont dit des mots blessants et regrettables. Jusqu'à ne plus se parler, après des semaines de conflit et de malentendus. Juliette ne quittait presque plus son lit. Nicolas dormait sur le canapé du salon et l'évitait. Elle lui avait découvert un talent qu'elle ne connaissait pas : l'art de la fuite. La déception fut à la hauteur, monumentale. Plus que tout, elle aimait sa franchise et sa spontanéité. Cette loyauté, c'était de l'or. Elle s'était trompée. Elle n'a pas supporté ses évitements, cette petite lâcheté, cette manière mesquine d'esquiver la confrontation.

Juliette partie, le manque les avait pris par surprise, bien plus vite qu'ils ne l'auraient cru. Ils avaient conscience de la fragilité de leur couple. Il ne tenait plus qu'à un fil. Cette lucidité les incitait à la mansuétude, à minimiser les offenses passées, à oublier les cris, les sales mots prononcés, la mauvaise foi. Il aurait suffi d'un geste de trop, d'une phrase gratuitement blessante, d'un oubli, pour que Juliette ou Nicolas décident de mettre un terme définitif à leur histoire. Ils s'aimaient, c'était évident pour l'un comme pour l'autre, mais leur amour ne suffisait plus à combler les failles et les manquements. Pour autant, Juliette ne pouvait dissimuler ses sentiments à Nicolas s'ils voulaient rétablir le dialogue. Oui, elle éprouvait de la haine pour sa belle-mère, qui l'avait remplacée auprès de sa fille, oui, elle était paradoxale, oui, elle se considérait comme une incapable. Elle avait pesé le poids de ses mots, elle les assumait. Ils étaient violents, qu'y pouvait-elle ? Après l'inertie et la peur des premiers mois, elle luttait contre la rage.

Jeanne à Samuel

Verjus-sur-Saône,
le 20 mars 2019

Cher Samuel,

Emprunter les livres de votre frère pour vous mettre à la lecture est une belle initiative. Il sera votre guide. Peut-être, de son vivant, aurait-il aimé tenir ce rôle.

Je comprends que vous vous posiez la question de la place que vous occupez dorénavant au sein de votre famille. La réponse n'était déjà pas évidente quand votre frère était là. Bien entendu, cette place aurait été différente s'il n'avait pas été malade. C'est ainsi et vous n'y pouvez rien. Vous avez l'air de penser, Samuel, que vos parents vous aiment moins, voire que vous n'existez plus pour eux depuis que votre frère est mort. Aimez-vous moins vos parents ? Je suppose que non, mais vous les considérez différemment. Ils avaient deux enfants, ils n'en ont plus qu'un. Vous étiez quatre, vous êtes trois. Votre cellule familiale a été bouleversée. Elle reprendra ses marques, autrement. Vos parents sont accablés par le chagrin. Ils n'ont plus les mots et les gestes. Ne croyez-vous pas que, comme vous, ils ont peur de mal faire ?

Ah ! le temps n'est pas toujours notre ami, Samuel, mais dans votre cas, il l'est. Soyez patient, profitez-en pour lire !

Et puis, faites-moi plaisir, arrêtez de culpabiliser. Vous avez voulu récupérer la chambre de votre frère, souhaité qu'il disparaisse parce qu'il était l'objet de toutes les attentions, une source d'inquiétude permanente pour vos parents et pour vous ? Qu'on en finisse ! vous êtes-vous dit ? C'est humain. Vous n'avez pas précipité sa mort. Ou alors, c'est que vous détenez un pouvoir inouï, dont il ne vous faudra pas abuser…

J'ai lu *L'Ami retrouvé* il y a des années. C'est un livre qu'on n'oublie pas, et un classique. L'avez-vous terminé ?

Jeanne

Samuel à Jeanne

28 mars

Bonjour Jeanne,

J'ai bien aimé *L'Ami retrouvé*. Évidemment, pour celui qui l'a pas lu, faut pas spoiler la fin, qui est super réussie. Le pire moment du livre, c'est quand les parents, qui admiraient leur pays, l'Allemagne, qui lui faisaient confiance, perdent espoir et se suicident au gaz.

Moi aussi, je suis juif, mais pas pratiquant. On parle pas religion à la maison. On a juste une mezouza dans l'entrée.

J'ai terminé *Nagasaki*, d'Éric Faye, le deuxième livre sur l'étagère. Rien à voir avec *L'Ami retrouvé*, mais ça me plaît aussi. Je ne sais pas si vous l'avez lu, alors je vais juste vous raconter le début. C'est une histoire bizarre, tirée il paraît d'une histoire vraie. C'est un météorologue déprimé, au Japon, qui installe une caméra dans son appartement parce que quelqu'un s'y introduit pour manger un yaourt, boire un thé… Ce que j'ai préféré, c'est l'ambiance étrange, un peu irréelle, comme si on rêvait. Et aussi que cet homme finisse par ne plus se sentir chez lui depuis qu'il sait ce qui s'y est passé et le rôle qu'il a joué dans l'affaire qui suit, mais que je vais pas vous raconter si vous le lisez un jour. Je me rends compte que mon frère n'aimait pas les histoires gaies. Dans sa chambre, il n'y a que ses livres préférés, les autres, il ne les gardait pas. Il les laissait dehors, sur le banc. Quand il ne pouvait pas, il me demandait de les descendre. Il avait de drôles de manies, Julien. Quand il était déçu par un livre, il fallait qu'il dégage, tout de suite.

Il faudrait que je me mette à *Pour qui sonne le glas*, d'Ernest Hemingway, mais là je redoute, c'est un gros bouquin.

Je suis content : mardi prochain, avec mon copain Ben, je vais voir *Le Cabaret de poussière*, à Paris. Je ne connais pas, c'est sa sœur qui est fan. Elle lui a offert deux places pour son anniversaire. Avant, j'allais à Paris le samedi, mais j'ai arrêté. Mes parents ne me donnent plus d'argent de poche. Mon père m'a pris la tête y a pas longtemps. Il m'a dit qu'il fallait que je réfléchisse à ce que je voulais faire, que c'était la dernière année que je restais à la maison comme ça, à me tourner les pouces. Il m'a proposé de prendre rendez-vous avec la conseillère d'orientation de son lycée. J'ai dit que j'étais d'accord. Mais ce sont toutes des buses, les conseillères d'orientation. J'ai compris qu'il s'inquiétait pour moi. Ça m'a fait plaisir, quand même.

Je rêve de Julien presque toutes les nuits. C'est toujours le même rêve. Nous avons genre dix et douze ans. Nous marchons tous les deux dans une prairie en nous tenant par la main. Il fait beau. Nous sommes habillés pareil, avec des shorts marron, des tee-shirts blancs, des chaussures de randonnée et un sac à dos. L'herbe est rase, il n'y a pas d'arbres, pas de fleurs, seulement une pelouse qui va très loin, on n'en voit pas la fin. Je me demande où nous allons, mais je fais celui qui sait. Plus nous marchons et plus l'herbe est haute. Quand elle nous arrive à la poitrine, nous sommes obligés de lever les jambes pour continuer à avancer. Il y a des arbres. Ils sont de plus en plus hauts et cachent le soleil. Nous traversons une forêt de sapins. Je me demande depuis quand il y a des sapins autour de nous, pourquoi je ne les ai pas remarqués avant. La forêt est de plus en plus dense, nous suivons un chemin qui devient tellement étroit que je lâche la main de mon frère et passe devant. Les ronces me griffent, mais il suffit que je touche avec la main mes éraflures pour les faire disparaître. Julien trébuche, je me retourne, j'attends qu'il se relève. Il a mal. Son visage, ses jambes, ses bras sont écorchés. Il tombe une fois, deux fois, trois fois, il se relève sans se plaindre. Il n'y a plus de chemin. Tant pis, je continue à avancer. Quand je me retourne, mon frère n'est plus là. Je réalise que ça fait longtemps que je me suis pas retourné et que je marche sans lui. Je l'ai oublié, il est loin derrière, c'est foutu. Je me réveille à ce moment-là. Si je continuais à voir mon psy et lui racontais mon rêve, il me demanderait sûrement : « Intéressant, Samuel. Qu'en pensez-vous ? » Et je lui répondrais : « Que je suis un gros enfoiré d'être vivant. »

Samuel

Ce dimanche matin, au bistrot, Jeanne s'est querellée avec Luc. En arrivant, elle a lu la satisfaction sur le visage de son ami. De la fierté aussi. Il avait passé la journée de samedi au rond-point des Vignes avec d'autres Gilets jaunes, à couper la nationale et distribuer des bonbons aux automobilistes. Jeanne était déjà au courant. Elle a renoncé à aller à Villeurbanne, la veille, de peur de rester bloquée. Luc lui a tendu avec fierté *Le Progrès*. Ils y étaient en photo. Emmitouflés dans leurs anoraks, ils posaient, debout autour d'un poêle. Jeanne a haussé les épaules, levé les yeux au ciel. « Vous emmerdez le monde sur les routes et vous distribuez des bonbons. Vous n'avez rien trouvé de mieux ? Franchement, quand je vous vois autour de vos feux de camp, j'ai l'impression de gamins attardés en colonie de vacances. » La conversation a dégénéré, le ton est monté. Luc a dénigré son combat contre les lotissements, « un problème de riches ». Et puis comment elle pourrait se sentir concernée par les revendications des Gilets jaunes, avec sa « retraite tout confort » ? Jeanne comprend certaines de leurs doléances, mais trouve inadmissible de pénaliser des gens qui se rendent à leur travail. Sans parler de ceux qui, dans les villes, cassent les vitrines, détruisent les Abribus et mettent le feu aux poubelles. « C'est le seul moyen de se faire entendre », a rétorqué Luc. Elle lui a reproché sa mauvaise foi.

Jean à Nicolas

Paris, le 24 mars 2019

Bonjour Nicolas,

Je vous écris que j'ai du mal à me projeter dans l'avenir, notamment parce que je suis seul, mais que je ne me plains pas de cette situation, et vous refusez de m'écouter. J'ai hésité à mettre un terme à nos échanges et puis j'ai réfléchi : nous ne sommes pas tenus de nous entendre. L'homme aux rondelles a essuyé votre mauvaise humeur, et j'ai trinqué avec lui. Moi aussi, je trouve inadmissible de faire payer un zeste de citron, mais j'avoue que je n'aurais pas vérifié la note avant de régler (j'ai bien peur que cette remarque ne vous énerve). Si cela se trouve, j'ai déjà acheté plein de rondelles de citron !

Vous insinuez qu'il me serait facile de tout lâcher et de voir venir, puisque j'ai de l'argent. Ce n'est pas si simple. Vous-même ne quittez pas Paris alors que, parfois, vous êtes tenté. Je me suis donné du mal pour arriver là où je suis. J'y ai consacré vingt ans de ma vie. Je ne suis rien d'autre que cet homme au travail, vous comprenez ?

Bon, changeons de sujet.

Mes enfants ont fait deux bonnes écoles de commerce. Boris travaille chez Orange. Il s'y plaît. Si je ne l'appelais pas quand je suis à Paris, je ne le verrais jamais. Nous nous retrouvons au restaurant. Il me raconte son boulot, moi le mien, et notre discussion, laborieuse, s'arrête là. Nous sommes soulagés lorsque l'addition arrive. Il a mis une barrière entre nous, infranchissable. Je présume qu'il m'en veut de m'être aussi peu occupé de lui quand il était enfant. Je le comprends. Au fond de lui, il doit savoir que je ne voulais pas être père. Je devrais avoir le courage de lui en parler. Mais je ne regrette pas d'avoir été qui j'ai été, alors je me tais. Les choses seraient différentes si je pensais sincèrement, et pouvais lui dire que, si c'était à refaire, je me conduirais autrement. Ou que j'ai sacrifié une partie de ma vie privée pour que lui et sa sœur ne manquent de rien. Ce serait faux. Je l'ai fait pour moi. Uniquement pour moi.

Emma est responsable des achats chez Vente-privee.com. Elle m'a annoncé la semaine dernière qu'elle allait démissionner, pour reprendre des études littéraires. Ou suivre des ateliers d'écriture. Je ne suis pas mécontent. Je lui ai demandé ce qu'elle comptait en faire. Elle ne savait pas exactement. J'ai insisté : « Dans quel but ? » Elle m'a répondu en bafouillant. « J'ai un rêve, je voudrais écrire. » Elle ne s'attendait pas à ma réaction. Je l'ai prise dans mes bras, je l'ai embrassée, félicitée. Plus jeune,

Emma était excellente en français. J'avais regretté qu'elle choisisse de faire une école de commerce plutôt que des études littéraires. Mais étant donné que j'avais oublié de l'appeler pour les résultats du bac, j'ai fait profil bas et évité de lui donner mon avis. Qu'elle ne m'a d'ailleurs pas demandé. Ce n'est pas parce qu'elle avait de bonnes notes en français qu'elle sera un écrivain talentueux. (Je devrais dire une écrivaine, non ?) Mais la voie qu'elle a choisi d'emprunter est passionnante. Difficile, mais passionnante. Sa mère est furieuse, elle pense qu'elle va gâcher sa vie. Emma en avait les larmes aux yeux. Je ne m'explique pas qu'à vingt-cinq ans, elle accorde autant d'importance à l'avis de sa mère. Ni pourquoi elle ne lui a pas rappelé qu'après moi, elle a épousé un artiste. Mais je me suis tu (encore, me direz-vous).

Je pars à Chicago demain matin. Je participe à un colloque sur le recyclage des déchets électroniques. Je compte trouver un moment pour visiter l'Art Institute. Seul, donc.

Jean

P-S : Votre je-ne-sais-quoi, il ressemble à quoi ?

Nicolas à Jean

Paris, le 31 mars 2019

Bonjour Jean,

Vous avez raison : vous avez essuyé ma mauvaise humeur. Acceptez mes excuses. La vérité, c'est que, sans ma femme, je suis comme un con.

Qu'elle réussisse ou pas, ce que va faire votre fille Emma est positif. Elle sera là où elle doit être. C'est le genre de décisions qu'on ne peut pas regretter.

Vous ne donnez pas l'impression d'être très chaleureux ni expansif avec vos enfants. Vous ne devez pas souvent leur faire part de vos sentiments comme ils vous viennent. Vous êtes ravi pour votre fille, mais vous n'arrivez pas à écrire mieux que « Je ne suis pas mécontent ». Et vous lui demandez : « Dans quel but ? » Je répète : « Dans-quel-but ? » On dirait une conversation entre un patron et un salarié… Puis vous passez brutalement de l'étonnement à la joie, la prenez dans vos bras. Et vous êtes surpris qu'elle soit surprise ? Combien de fois vous êtes-vous réjoui devant votre fille, combien de fois l'avez-vous spontanément embrassée ? Répondez à cette question et vous comprendrez mieux sa stupéfaction. Je parie qu'elle avait les jetons de vous annoncer la nouvelle, a fortiori après avoir encaissé la réaction de sa mère. Je me trompe ? En général, je suis doué pour ce genre de devinettes (OK, pas quand il s'agit de ma femme). Vous changez, Jean. Vous éprouvez le besoin d'exprimer ce que vous pensez. J'espère que je ne fais pas fausse route et si vous me demandez ce que j'en pense, je vous réponds : que du bien.

Bientôt sur ma carte : « Un je-ne-sais-quoi de printanier, petites asperges vertes avec oursins, tarama et fantastique citronnelle. »

À plus dans le bus,
Nicolas

P-S : Votre fille sait-elle que vous participez à un atelier d'écriture ?

Nicolas à Jean

Paris, le 1er avril 2019

J'ai oublié de vous parler de quelque chose dans la lettre que j'ai postée à votre attention hier. Vous recevrez sûrement celle-ci le lendemain.

Je ne connais pas plus taiseux, plus sauvage que mon père. Le dimanche matin, il nous emmenait, ma sœur et moi, à la pêche à la grenouille, dans la Dombes.

En tout et pour tout, nous ne devions pas échanger plus de trois phrases lors de ces sorties. Nos résultats scolaires ne l'intéressaient guère. Quand, à l'âge de dix-sept ans, je lui ai annoncé que je voulais devenir cuisinier, il m'a ébouriffé les cheveux, dit : « Pourquoi pas, ce serait bien », puis, il m'a tourné le dos pour retourner à ses fourneaux. Ma mère était tout le contraire. Elle parlait pour deux et nous ne pouvions la croiser sans qu'elle nous embrasse. Elle n'a pas changé. Notre père n'était ni démonstratif ni affectueux. Comme vous. Pourtant, ma sœur et moi n'avons jamais douté de son amour. Avec lui, il ne pouvait rien nous arriver. Personne n'aurait eu l'idée saugrenue de chercher des noises à sa femme ou à ses enfants. Je suis devenu adulte. Il est resté égal à lui-même.

La seule qui se permet de le bousculer, c'est Juliette. Elle se fiche qu'il ne réponde pas à la tendresse qu'elle lui manifeste. « Cachez votre joie, Claude », s'agace-t-elle, quand elle trouve qu'il pourrait montrer un peu plus d'enthousiasme. Quand elle emploie ce ton familier, mon cœur s'arrête. Je me demande à chaque fois comment il va le prendre. Et là, il ébauche un sourire. Il aime beaucoup Juliette. Je crois savoir ce qu'il pense d'elle, qu'elle est boulangère et que quand on fait du pain, on a les pieds sur terre. Pas comme son fils, avec son restaurant chic et ses étoiles. Que je m'installe à Paris ne lui a pas fait plaisir. Il savait que l'idée venait de Juliette mais, c'est bizarre, il l'a oublié. Il ne me posait pas de questions sur le restaurant, sur ma cuisine. Il m'a mollement félicité pour le Michelin. Ma mère m'a confié qu'il l'avait pourtant fait savoir dans tout Bourg-en-Bresse. D'après elle, il est fier de moi, mais complexé. Quelle connerie ! C'est absurde et ça me fait de la peine. Sa cuisine, traditionnelle, je pense vous l'avoir déjà écrit, était excellente. Et qui m'a donné envie de devenir chef ? Lui, bien sûr.

Depuis que Juliette est partie, il m'appelle tous les jours. Vous m'entendez ? Tous les jours. Pas pour parler avec sa femme, non, pour discuter avec moi. De rien de particulier. Lui du temps qu'il fait à Bourg, de son potager, de ses promenades avec son chien, d'une nouvelle fuite dans la salle de bains, de la voiture qu'il vient d'acheter, de son ordinateur qui lui met les nerfs en pelote, de *Top Chef*. Moi du Camélia, d'Adèle, de mes fournisseurs, de ce que nous lui préparons à manger avec ma mère… Tous les matins, je guette son coup de fil. Savoir qu'à quarante ans, je peux compter sur mon père, qu'il s'inquiète pour moi, est un don du ciel.

Un jour, Boris aura besoin de vous. Il n'y aura pas de grande explication sur le pourquoi du comment. Vos non-dits continueront de vous bouffer la tête. Mais le moment venu, vous serez là pour lui. Un point c'est tout.

À plus dans le bus,
Nicolas

Animal

nico-esthover@free.fr, juju-esthover@free.fr, jeanne.dupuis5@laposte.net, jean.beaumont2@orange.com, samsam-cahen@free.fr

Bonjour à tous,

Voici, comme convenu, les trois exercices que je vous propose d'introduire dans vos prochains courriers (multipliés par deux, puisque vous avez deux correspondants). Les deux premiers sont des formes de discours : d'abord un dialogue, puis un monologue. Fiction ou réalité. Pour le troisième, vous devrez faire preuve d'imagination : dix ans ont passé, nous sommes en 2029, qu'êtes-vous devenus ?

Vous n'êtes pas obligés de les enchaîner. Mais je vous demande de respecter cet ordre : dialogue, monologue, 2029. Enfin, quand vous vous prêtez à l'un des exercices, merci de l'indiquer en tête de votre lettre.

À propos du dialogue. Voici la définition qu'en donne le *Larousse* : « Conversation entre deux ou plusieurs personnes sur un sujet défini ; contenu de cette conversation ; entretien, discussion. » Deux interlocuteurs au moins doivent intervenir. Pensez à alterner style direct et indirect, n'abusez pas des incises (dit-il, déclara-t-il, demanda-t-il...), écrivez des répliques de longueurs inégales, la façon dont s'expriment vos personnages doit refléter leur personnalité.

Georges Simenon, Agatha Christie ou Ernest Hemingway maîtrisaient parfaitement la conversation écrite. Avant de vous lancer, je vous conseille de les (re)lire.

Au sujet du monologue. Édouard Dujardin (1861-1949) en donna cette définition dans *Le Monologue intérieur* : « Discours sans auditeur et non prononcé par lequel un personnage exprime sa pensée la plus intime, la plus proche de l'inconscient, antérieurement à toute organisation logique, c'est-à-dire en son état naissant, par le moyen des phrases directes réduites au minimum syntaxial de façon à donner l'impression "tout-venant". » Vous trouverez de très beaux monologues intérieurs dans *Aurélien* d'Aragon, *Les Vagues* de Virginia Woolf, *Le Bruit et la Fureur* de William Faulkner, *Enfance* de Nathalie Sarraute, *La Chute* d'Albert Camus.

Pour le dernier exercice, vous avez une liberté totale.

Ces exercices sont l'occasion de mettre en application ce que vous avez appris. Pensez à tous les points que nous avons évoqués jusqu'à présent.

Jeanne à Juliette

Verjus-sur-Saône,
le 17 mars 2019

Chère Juliette,

Vous ne pouvez pas changer ce qui a été. Le réparer, si. Vous devez accepter vos fêlures. Vivre avec. Votre fille vous aime telle que vous êtes et vous aimera avec votre passé. Vous faites tout ce que vous pouvez pour guérir et j'ai l'impression que vos relations s'améliorent. Vous n'aurez pas profité, ou à peine, des premiers mois de son existence. C'est regrettable, mais vous avez de longues années devant vous. Un jour, vous lui direz ce qui vous est arrivé. Je ne connais pas les raisons du cataclysme que vous avez vécu, vous non plus peut-être. Mais je pressens que si vous allez au fond des choses, avec honnêteté et courage, vous romprez la chaîne maudite. Votre maternité a réveillé des sentiments douloureux. Vous vous êtes effondrée. Pour mieux vous relever. J'ai lu *Tremblements de mères*, de Maman Blues, une association de femmes qui partagent vos tourments, vous en avez sûrement entendu parler. C'est un recueil de témoignages de victimes de dépression du post-partum. Elles en ont guéri. Aujourd'hui, elles entretiennent des rapports apaisés avec leur enfant.

Pensez à ce qui m'arrive. Ma fille et moi avons été très proches pendant vingt-cinq ans, et puis plus rien. Sans la moindre explication. Je n'aurais pu imaginer que la vie me réserverait une telle déconvenue. Que nous en arriverions à cette extrémité. Que moi, sa mère, qui l'ai tant chérie, admirée, couvée… serais incapable de lui pardonner, de la protéger, envers et contre tout. Suis-je anormale ? Quelle mère suis-je ? Quel père suis-je ? Ces questions, tout parent se les pose, à un moment ou à un autre. Moi, c'est chaque matin quand je me lève, chaque soir quand je me couche.

Je corresponds avec le jeune Samuel, je ne sais pas si vous vous souvenez de lui. J'ai beaucoup d'affection pour ce gamin, qui était si ronchon lors de notre réunion. J'ai menti à Samuel et lui ai raconté que je voyais rarement ma fille, qu'elle était mariée et vivait en Chine. Je ne me voyais pas lui dire la vérité, alors qu'il m'a écrit qu'il n'aurait jamais d'enfant et combien ses rapports sont compliqués avec ses parents. Un mari, en Chine ? Pourquoi lui ai-je inventé cette vie ? Mystère…

Vous vous demandez pourquoi votre mari vous évitait lorsque vous êtes revenue vivre chez vous. Lui avez-vous posé la question ?

Je suis contente. J'ai calé un rendez-vous avec le maire et un architecte spécialisé dans les lotissements écologiques. Il construit des maisons avec des ossatures en bois et des murs en paille. Elles sont chauffées en partie à l'énergie solaire, récupèrent l'eau de pluie dans des citernes, disposent de jolis jardins individuels, de salles et de potagers communs. Je tiens le maire en estime, malgré nos différends. Il m'a demandé pourquoi j'étais si attachée à la préhistoire. Il ne manque pas d'humour, c'est l'une de ses qualités. Quel dommage qu'il soit si peu sensible à l'écologie et à l'architecture. « Pourquoi ce qui est possible en Bretagne et dans le nord de la France ne le serait-il pas chez nous ? » lui ai-je répondu. Il a soupiré : « Jeanne, je crois qu'une fois de plus, vous aurez le dernier mot. » Nous avons fumé le calumet de la paix dans son jardin, autour d'une bouteille de beaujolais-villages.

Tout ira bien pour vous, Juliette.

Jeanne

Juliette à Jeanne

Malakoff, le 29 mars 2019

Bonjour Jeanne,

Merci pour vos encouragements. Ils m'aident. À propos de ce que vous vivez avec votre fille, je vous plains et vous admire. Ne plus chercher à la voir à tout prix, ne plus attendre de ses nouvelles, est courageux. Effectivement, nous ne sommes pas obligés de tout accepter de nos enfants. Mais comme cette décision a dû être difficile à prendre ! S'y tenir, davantage encore. Sincèrement, je me demande si vous avez raison de ne pas tout tenter pour rétablir le dialogue avec elle.

Vous m'écrivez que, peut-être, j'ignore les causes de ma dépression. Je les connais et je pensais les avoir évoquées avec vous. Je suis née sous X, le 10 décembre 1979, à Caen. Ma mère ne m'a rien laissé, pas de lettre pour m'expliquer son geste, pas un objet en souvenir. J'ai été recueillie par un couple qui avait fait une demande d'adoption huit ans plus tôt. Pour eux, j'étais la huitième merveille du monde. Ils m'ont comblée d'amour. J'ai de merveilleux parents. Ils ne m'ont rien caché de mes origines. Ce n'était pas un sujet tabou. Je l'avais rangé dans un coin, c'est tout. Quand j'y pensais, c'était avec légèreté, voire futilité. Qui, de mon vrai père ou de ma vraie mère, avait les cheveux noirs, les yeux en amande, des sourcils aussi fournis ? Entamer des recherches ne m'est jamais venu à l'esprit. Je ne savais pas que c'était possible. J'ai appris récemment qu'il existe des sites

Internet spécialisés. Vous y entrez votre nom, votre lieu, votre date de naissance, ils recoupent ces renseignements avec les éléments de leur base de données. Il y a aussi le Conseil national d'accès aux origines personnelles. En réalité, je ne veux pas savoir. J'ai peur que les résultats me fassent du mal. C'est trop tard. Je préfère apprendre à laisser une place dans ma vie à cette mère fantôme. Je souhaite aller de l'avant, avec ce que l'on m'a retiré, ce que l'on m'a donné. En ayant, comme vous le dites si justement, rompu la chaîne maudite.

Vous admiriez votre mari. J'admire le mien. Pour sa façon de tracer sa route. Ne vous en ai-je pas déjà parlé ? Ses étoiles ne lui sont pas montées à la tête, même s'il en est fier. J'ai été soulagée de constater qu'il était resté égal à lui-même. Il n'est pas indifférent aux invitations, aux flatteries que ce genre de récompenses suscitent, simplement elles glissent sur lui comme l'eau sur les plumes du canard. Il revient toujours à ce qu'il est profondément, un enfant émerveillé par l'art de cuisiner. Avec son chabadabada, Paris aurait pu l'abîmer. Il s'en est protégé. Si l'on n'y mange pas bien, les restaurants branchés l'agacent, comme ces bistrots aux prix exorbitants. Nicolas a l'indignation facile. Il dit ce qu'il pense, s'énerve vite. Il aime provoquer des scandales. Quand la tempête approche, j'ai beau lui dire de se calmer, de passer sa route, il ne me voit plus, ne m'entend plus. Il n'a plus qu'une envie : foncer dans le tas. Dans ces cas-là, mon homme, mon volcan adoré, me rend dingue.

Il faut que vous veniez dîner au Camélia, Jeanne. On y mange divinement et la salle est très belle. Nicolas a conservé les murs en pierre, fait couler un sol en béton, choisi des rideaux en velours épais, couleur charbon, des tables en chêne fumé, des chaises noires au cuir vieilli. « C'est pas d'une grande gaieté », a commenté son père quand il y a dîné. Il n'a pas tort.

Bravo pour le rendez-vous que vous avez organisé avec votre maire. L'entêtement a du bon. Je ne connais pas grand-chose à l'architecture écolo. Figurez-vous que mes parents vivent dans un lotissement, qui ressemble beaucoup à ceux que vous décrivez.

Depuis le début de cet atelier, Esther me fait remarquer que j'ai du mal à faire les liaisons, que je n'utilise pas assez les conjonctions de coordination. J'y pense avant de vous écrire, puis j'oublie, il n'y a rien à faire. J'espère que mes propos ne sont pas nébuleux à cause de cela.

Amitiés,
Juliette

Jean à Esther

Canton-Paris,
le 27 mars 2019

Bonjour Esther,

« Dans le fond, vous êtes tout ce que je fuis. » Ça m'a miné le moral. Soyez indulgente, je vous parle de moi en toute franchise, la remise en question n'est pas facile. Quand vous mettez à la porte vos fiancés pour « défauts rédhibitoires », vous ne devez pas y aller de main morte. Je serais curieux de connaître ces défauts qui signent leur arrêt de mort.

Je pense souvent à vous et votre père. Ou plutôt, à la correspondance que vous entreteniez. Ce n'est quand même pas banal…

Si j'arrête de travailler, j'ai un projet : m'installer sur le balcon de mon appartement. J'observerai le ciel, les gens qui se promènent et se donnent rendez-vous dans le parc des Tuileries, que j'aime tant. C'est là que je me vois et nulle part ailleurs. Les jours passeront et je deviendrai rassis comme un pain de six livres, aurait dit ma grand-mère. Mon cerveau refuse de se projeter au-delà, de se donner d'autre perspective que ce balcon avec vue.

Pour vous, Esther, je vais me forcer à imaginer la suite. Nous sommes en hiver, je grelotte de froid sur mon balcon, un plaid sur le dos, je ne fume plus un, mais deux paquets par jour. Je suis las. Je contemple mes badauds - ce monsieur et son teckel, à sept heures tapantes tous les matins ; le dog-sitter qui va d'un pas alerte, une dizaine de chiens à ses basques ; les joggeurs, casques sur les oreilles ; les nourrices qui bavardent, assises sur un banc, pendant que les enfants jouent ; les balayeurs et jardiniers, qui œuvrent dans les allées à toute heure de la journée ; les touristes, qui marchent et s'extasient, comme des touristes. Hélas, vient un jour où ils ne me distraient plus. Il est temps que je m'en aille, sans laisser de traces. Je prépare ma disparition. Je deviens un évaporé, comme au Japon. Je change de peau, de nom, je me déleste de toute contrainte, de toute influence, je n'ai plus aucune exigence, vis-à-vis de moi comme des autres. Je ne suis plus personne. N'est-ce pas là, Esther, un changement radical ?

Amicalement,
Jean

De peur de ternir plus encore son image, Jean ne parle pas de son travail à Esther, de ce qu'on lui a demandé d'accomplir ces dernières années, et qu'il a accompli. Sans rechigner. Arnaud et Pascal se sont servis de son point faible – l'argent. Ils lui ont fait exécuter les tâches les plus ingrates, chaque année un peu plus ; celles qui, pour être menées à bien, ne peuvent s'encombrer de scrupules. Il aurait pu refuser. Il ne l'a pas fait. Il était corvéable à merci, prêt à n'importe quelle mission, du moment qu'elle était bien payée. Jean n'a jamais imaginé qu'Arnaud et Pascal puissent le considérer autrement que comme un ami. Il n'en est plus si sûr. Au pire, ils le méprisent, au mieux, il les laisse indifférents. Il se met à leur place. Il les comprend.

Esther à Jean

Le 2 avril 2019

Jean !

Vous êtes d'une incroyable mauvaise foi. Je vous écris qu'en toute logique, je devrais vous trouver abject, mais que ce n'est pas le cas, et vous m'accusez d'être dure, en vous appuyant sur cette seule phrase : « Vous êtes tout ce que je fuis. » Votre raccourci ne nous rend justice ni à l'un ni à l'autre. Vous faites de moi une harpie, autoritaire et intransigeante avec les hommes. Vous m'imaginez leur assénant ce genre d'ultimatums : « Le timbre de ta voix m'horripile, je préfère que nous en restions là tous les deux », ou « c'est drôle, je n'avais pas remarqué que tu mangeais la bouche ouverte », ou encore

« si j'avais su que tu buvais de la Ricoré au petit déjeuner, je serais rentrée dormir chez moi cette nuit ». Détrompez-vous. Au contraire, je leur cache soigneusement mes terreurs névrotiques sur la vie en couple. Je prétexte mon désir d'être seule ou le moment mal choisi pour commencer une nouvelle histoire.

Vous avez raison, la correspondance que j'entretenais avec mon père était tout à fait originale. Je suis bien consciente qu'en nous écrivant - et qui plus est en habitant dans la même ville - nous faisions œuvre de dinosaures fantasques. C'est peut-être à cause de mon « passé épistolaire » que j'ai du mal avec les mails, les textos ou les réseaux sociaux. Sur Instagram, où l'on partage photos et vidéos, pas besoin de phrases, ou si peu, pour exposer son ego. Décors de rêve, visages souriants, corps bronzés, chats pitres, plats appétissants... Au mieux, on ajoute une légende, histoire de faire rire. Cette surenchère dans le bonheur dégoulinant et factice, ce narcissisme assumé, revendiqué, me heurtent. WhatsApp ne vaut pas mieux. On ne peut plus assister à un dîner, à une fête, partir en week-end ou en voyage sans créer un groupe, sans se tenir collectivement informés de nos moindres faits et gestes, avec photos et commentaires à l'appui, affligeants la plupart du temps. Que signifie cette impossibilité de se contenter du moment présent et de le laisser partir ? Pourquoi ne sait-on plus apprécier les choses et les événements pour ce qu'ils sont ? Notre jardin est en friche. Lorsque je tente de convaincre ma fille des atouts de l'écriture, elle tente de me convaincre des atouts des réseaux sociaux. Elle me reproche de les caricaturer et de les mépriser. Instagram sert aussi à montrer son travail, à partager des moments, à défendre ses opinions, à raconter des *stories*... Quand elle m'en parle, j'ai l'impression d'avoir cent deux ans. Et puis quoi, des *stories* ? Pourquoi pas *histoires* ? Nous finissons toujours par nous engueuler.

Je connais le jardin des Tuileries, c'est un très bel endroit. Vous avez de la chance d'habiter en face. De là à passer vos journées sur votre balcon, ce serait exagéré. Et pourquoi parlez-vous de vous « évaporer » ? Au Japon, on bascule du côté des *johatsus* après un licenciement, pour échapper à un travail anxiogène, à une situation familiale invivable, à une dette, au déshonneur. Pour quelle raison disparaîtriez-vous ? Je sais que vous me taquinez, mais s'il vous plaît, ménagez-moi. Les hommes qui envisagent le pire dans leur vie et m'en tiennent informée par courrier ne me font pas rire.

J'ai pris mon courage à deux mains et rapatrié chez moi les lettres que j'ai envoyées à mon père pendant plus de vingt ans. Je savais qu'il les conservait dans des cartons, pas qu'elles étaient aussi bien rangées, par ordre chronologique, de la première à la dernière. J'ai commencé à classer les siennes. Je ne suis pas au bout de mes peines. Mon père était un homme ordonné. Moi, pas du tout. Je ne veux pas les relire, je ne suis pas prête. J'ai tout juste remarqué que ma graphie s'est modifiée en vingt ans et ressemble désormais à la sienne. Imaginez-moi, assise là, au milieu de dizaines de cartons et quelque six mille lettres éparpillées autour de moi. C'est ainsi que Pia m'a trouvée, après qu'elle a passé une semaine chez son père. Elle a jugé cela « assez effrayant ». Elle veut savoir si elle sera autorisée à les lire un jour. Oui, évidemment.

Amicalement,
Esther

P-S : Quand vous y penserez, envoyez-moi une photo de la vue que vous avez des Tuileries. Un jour de pluie, si possible. Ou mieux encore, un jour de brouillard !

Nicolas à Juliette

Paris, le 30 mars 2019

Ma Juliette,

Lorsque tu es revenue à la maison, je ne savais pas à quoi m'attendre. J'étais terrorisé à l'idée que tu t'effondres à nouveau et renoues avec tes délires. Je ne pensais qu'à ça. À la moindre alerte, je devais appeler le médecin. Je ne voulais plus de tes reproches, de ton désespoir, de ta folie, de ta jalousie. Avant de mettre la clé dans la serrure, je respirais un grand coup et priais pour ne pas te trouver au fond du lit, à bout de nerfs. J'étais sur le qui-vive. Tendu comme un arc. Épuisé. Je me suis fait tout petit, dans l'espoir que tu parviendrais à reprendre tes marques, que tu redémarrerais sur d'autres bases avec Adèle. J'aurais aimé partir quelques jours. Je ne pensais pas à reconstruire notre couple. J'entends bien que tu me le reproches. Je ne pouvais pas faire autrement. Si tu m'avais demandé : « Dis-moi que tu m'aimes, j'ai besoin d'être rassurée, de reprendre confiance en moi », j'en aurais été incapable.

Te souviens-tu des paroles de *Rêves secrets d'un prince et d'une princesse*, cette chanson de Michel Legrand que tu avais choisie pour notre mariage, à la mairie ? Ils l'ont passée l'autre jour à la radio.

Mais qu'allons-nous faire de tout cet amour ?
Le montrer ou bien le taire ?
Nous ferons ce qui est interdit
Nous irons ensemble à la buvette
Nous fumerons la pipe en cachette
Nous nous gaverons de pâtisseries
Mais qu'allons-nous faire de tous ces plaisirs ?
Il y en a tant sur terre…

Elle nous ressemblait, cette chanson. Nous aimions nous poser cette question. Qu'allions-nous faire de tant de bonheur ? Nous l'avons pris à bras-le-corps, goûté chaque jour, comme si c'était le premier et le dernier. Quinze ans plus tard, nous nous disions encore que nous tenions un petit miracle entre nos mains. Enfin, je me le disais. Je nous idéalisais ?

En écoutant la fin du morceau, j'ai ri, nerveusement. Écoute :

Nous ferons bien sûr des tas d'enfants
Nous vivrons ensemble
Un conte de fées charmant.

Je me fous d'avoir des tas d'enfants. Je voudrais que tu me reviennes et que tous les trois, nous fumions la pipe en cachette, que nous nous gavions de pâtisseries. Et tout serait parfait.

N.

Juliette à Nicolas

Malakoff, le 7 avril 2019

Nicolas,

La chanson de Michel Legrand commence ainsi : *Je ne savais pas que tu m'aimais. En êtes-vous certain désormais ?* J'avais peur que tu ne m'aimes plus. Je ne remonterai pas la pente si tu n'es pas à mes côtés. Heureusement, il y a tes lettres, pleines de mots d'amour et d'encouragements. Je les sollicite le jour, je les sollicite la nuit. Ils me caressent, me chatouillent, me réconfortent. Hier, je me suis rendue à la maternologie avec Adèle, plus légère que d'habitude. Pour la première fois, nous avons partagé un fou rire. Je te raconte : nous étions dans la salle de jeux quand un petit garçon s'est mis à pleurer. Elle a arrêté de jouer, l'a observé, a voulu l'imiter. Elle n'y arrivait pas. Elle tordait sa bouche, gonflait ses joues, plissait les yeux… Elle était tellement drôle. Je me suis mise à rire, sans pouvoir m'arrêter. Elle m'a regardée, surprise, puis a éclaté de rire elle aussi, très fort. Que c'était bon ! J'ai tout oublié pendant quelques minutes. La seule chose qui importait était de rire, rire et encore rire avec elle. J'ai vécu mon premier moment de félicité avec notre fille. J'ai découvert ce bonheur-là, comparable avec aucun autre. Adèle a pleuré quand je l'ai embrassée pour lui dire au revoir. Moi aussi. Mais cela, tu dois déjà le savoir par ta mère, qui n'a pas manqué de verser sa larme. Elle m'a demandé pourquoi je ne restais pas. Je n'ai pas répondu.

J'espère qu'il y aura plein d'autres premières fois avec Adèle. Que rien n'est perdu. C'est le début de notre vie à toutes les deux, qui commence plus tard que prévu.

Dans mes rêves, je t'embrasse, je passe ma main dans tes cheveux, tu me serres dans tes bras, tu me déshabilles, puis je ne te vois plus. Je suis nue. Tu as disparu dans le fracas d'un orage.

Tu ne m'as pas reparlé de ton travail sur la fadeur.

Émeline m'a dit que de nouvelles boulangeries-pâtisseries s'étaient ouvertes rue des Martyrs. J'y suis allée. Je me demande comment elles font pour s'en sortir. Entre le numéro 1 et le numéro 60, il y a quatre boulangeries-pâtisseries, deux pâtisseries, une boutique de meringues, une autre de choux. Tu te rends compte ? La brioche aux pralines est à la mode, j'en ai goûté une... Bof bof. La pâte était réussie, les pralines trop sucrées. C'est toujours pareil : ou les pralines sont mauvaises et il y en a trop, ou elles sont bonnes et on les compte sur les doigts d'une main. N'est pas Pralus qui veut. Cela m'a donné l'idée d'une brioche feuilletée au cappuccino. On voit de plus en plus de farines bio et artisanales, ce qui me conforte dans mon projet de moulin. Enfin, j'aurai l'occasion de produire et de sélectionner mes propres céréales. Les choses ont l'air de s'assouplir depuis quelque temps et l'utilisation de certaines d'entre elles non inscrites dans le catalogue semble de plus en plus tolérée. Tu ne m'as pas dit ce que tu en pensais.

J'ai essayé d'écrire à mes parents, je n'y suis pas arrivée.

Ma tendresse et des baisers,
Juliette

Jeanne à Samuel

Verjus-sur-Saône,
le 1er avril 2019

Cher Samuel,

Lorsque j'irai à Lyon, je m'achèterai *Nagasaki*. J'ai lu *Pour qui sonne le glas* quand j'étais en première. Je m'en souviens parce qu'à l'époque, je sortais avec un Espagnol, un élève de ma classe. Jesús. Je savais que c'était un prénom commun dans son pays. Pour moi, élevée dans une famille athée, c'était tout à fait extraordinaire de s'appeler ainsi. Comment vivait-on avec le prénom d'un prophète ? À quoi ressemblaient des parents qui avaient choisi d'appeler leur fils Jesús ? J'ai eu beau le dévisager, je n'ai pas eu la réponse à ces questions, mais je suis tombée amoureuse. Mon Jesús (prononcer « Rrrézousse ») se fichait pas mal du vrai Jesús et de toute sa clique. Ce qui le passionnait, lui, c'était la guerre d'Espagne.

C'est formidable, vous persévérez dans la lecture. Vos parents l'ont-ils remarqué ?

Vous ne m'aviez pas parlé de votre ami Ben jusque-là. Vous vous connaissez depuis longtemps ?

Il est rare que je me souvienne de mes rêves. En revanche, mon mari aimait à me raconter les siens. Ils étaient abracadabrants. « Et après ? » lui demandais-je, quand il interrompait brutalement son histoire. « C'est tout. Il s'arrêtait là. » Les vôtres sont transparents, ils ont un début, un milieu et une fin. Vous n'êtes pas un « gros enfoiré ». La prochaine fois que vous vous promenez en forêt, avant de poursuivre votre chemin, retournez-vous pour dire adieu à votre frère, qui ne parvient plus à avancer et pour qui vous ne pouvez rien.

Je n'ai pas oublié de vous parler de mes animaux, mais je me demandais par où commencer. Je voudrais que vous partagiez mon empathie pour eux, ou du moins la respectiez. J'ai peur que vous me trouviez ridicule. Le mieux est de vous dire comment je me suis attachée à eux.

Pour mes trente ans, Hadrien, mon mari, m'a offert un chien. Il s'appelait Dimanche. Un flat-coated retriever. Il était grand, mince et musclé, avait les yeux et de longs poils noirs. Les flat-coateds sont de très beaux chiens, lui l'était tout particulièrement. Il était destiné à un malvoyant, mais il a été réformé et proposé à l'adoption, à dix-huit mois. Il était très gentil. Et très énergique. Ça nous faisait rire, Hadrien et moi, de l'imaginer en chien guide d'aveugle. Le pauvre homme ou la pauvre femme à qui il aurait été dévolu aurait vite fini les quatre fers en l'air, dans le caniveau.

Dimanche est mort à dix ans. Ses derniers mois ont été éprouvants. Il avait un cancer, au niveau de la hanche. Lui qui adorait courir et nager était chaque jour un peu plus diminué. Wouah ! Il fallait le voir cavaler dans les bois ou marcher sur la glace quand l'étang était gelé ! C'était devenu impossible, nos promenades étaient de plus en plus brèves, il s'asseyait au milieu de la rue pour reprendre des forces, en attendant, devinais-je, que la crise passe. Je m'asseyais à côté de lui et le caressais. « On n'est pas pressés », lui disais-je. C'était faux. J'avais des rendez-vous, j'étais en retard. Il se relevait et nous repartions, un pas après l'autre. Je m'efforçais de rester derrière lui, pour lui laisser l'illusion qu'il continuait de me conduire, comme il le faisait depuis toujours. Il ne supportait pas de marcher derrière Hadrien ou moi. Dimanche n'avait pas de laisse. J'ai du mal avec les laisses, muselières, cages, cravaches, mors… tous ces objets qui enferment, emprisonnent, incarnent notre domination sur l'animal. Sur le chemin, je lui parlais, « comme tu es courageux, Dimanche ». Je le pensais, douloureusement. Moi qui jusque-là posais un regard affligé sur les vieux qui font la conversation à leur chien, en pleine rue… Ce grand costaud souffrait, mais il ne voulait pas lâcher. Quand je lui disais : « On va se promener ? » il continuait de se dresser d'un coup, d'un seul, vacillant sur ses pattes avant de trouver un semblant d'équilibre. J'avais peur qu'il ne s'effondre.

Son foie a été atteint, puis ses poumons. Nous ne faisions plus que quelques pas sur le trottoir avant de rentrer l'allonger. Il était devenu si maigre, si fragile.

Nous avons reculé plusieurs fois le moment de l'euthanasier. Un matin, il ne s'est plus levé. Il semblait beaucoup souffrir. C'était la fin. Je voulais qu'il s'éteigne chez lui. J'ai appelé le vétérinaire. J'ai caressé mon chien, me suis couchée près de lui, ai posé ma tête contre la sienne, lui ai parlé à travers mes larmes : « Tu es un chien merveilleux, Dimanche. Tu es celui que je rêvais d'avoir depuis toute petite. » Je redoutais le bruit de la sonnette. Elle a fini par retentir. Le véto l'a piqué, il est mort en douceur.

J'ai passé douze jours à pleurer du matin au soir, Samuel. C'était inimaginable. Mes larmes n'arrêtaient pas de couler. Pleurer ainsi, sans arrêt et longtemps, c'est épuisant.

Tout me rappelait Dimanche. Il me manquait, tout le temps. J'ouvrais la porte de mon appartement et il n'était plus là pour m'accueillir. Je prenais la voiture et je ne voyais plus sa belle tête en plein milieu du rétroviseur. Dans chaque rue, chaque magasin, chaque parc, j'avais un souvenir avec lui. Ma peine était immense. J'en avais honte, n'arrivais pas à en parler. Je n'avais pas les mots. Si j'avais confié à mes amis l'étendue de ma tristesse, ils l'auraient jugée disproportionnée et ridicule. Voire indécente. Je savais que je m'en remettrais, là n'était pas le problème. Mais je ne comprenais pas la violence de mon chagrin, pourquoi je ne le maîtrisais pas. J'avais perdu un chien, pas un enfant. Je m'étais préparée au pire depuis un moment déjà. Et donc ? Une hypothèse : la relation entre l'homme et le chien est unique, incomparable. Le chien est dévoué à son maître corps et âme, comme si c'était toute sa vie. Il n'a que ce but : le satisfaire. Il est loyal, affectueux, son amour est acquis. Si j'avais été cruelle avec Dimanche, l'avais frappé, affamé, terrorisé, il m'aurait fait ses yeux de chien battu. Mais il serait resté fidèle et docile, jusqu'à son dernier souffle. Cet amour inébranlable force mon admiration. Mais au-delà, il a quelque chose de vertigineux. J'ai pris conscience avec Dimanche combien il est facile de profiter d'un chien, de sa gentillesse, de basculer de l'autre côté, celui du mépris et de l'indifférence (je ne parle pas ici des gens qui maltraitent les animaux). De passer sur lui notre mauvaise humeur, de supprimer la promenade quand nous sommes pressés, de l'envoyer paître. Que risquons-nous en retour ? Ce regard qui dit : « Qu'ai-je fait de mal ? Pardonne-moi ! Je t'aime. » Méritons-nous tout cet amour ? Non, bien sûr. Nous ne sommes pas à la hauteur. C'est impossible.

Et être conscient que nous ne sommes pas à la hauteur de cet amour est à la fois énervant, déstabilisant et inoubliable. Vous avez insisté pour que je vous parle de mes animaux, je ne pouvais le faire sans évoquer Dimanche.

Cette histoire, alors que vous pleurez Julien, est déplacée. La mort d'un animal n'est pas celle d'un frère. C'est une autre échelle, d'autres valeurs.

Avec son maître, le chien est heureux, aux ordres, soumis. C'est ainsi, nous exerçons notre pouvoir sur lui, comme sur tous les animaux, sans limite et sans exception. L'homme en a fait des esclaves, depuis des siècles et des siècles. Il n'a jamais remis cette domination en question. En ce début de XXIe siècle, nous continuons à les manger, à les chasser, à les pêcher, à les dresser, les torturer, les battre, les dépecer, les emprisonner, les exterminer. J'en souffre, jusqu'au mal-être. De quel droit l'homme se comporte-t-il ainsi ? Nous connaissons la réponse : au nom de son intelligence supérieure. Fait-il vraiment preuve d'intelligence en usant et abusant des plus faibles ? Ma compassion est immense, vous le voyez. Elle me tord les boyaux, me fait hurler de rage devant ces vidéos de L214 ou de PETA qui dénoncent les infamies dont nous sommes capables, quand j'ai le courage de les regarder. Ce matin, j'ai appris que les Chinois achètent chaque année 1,8 million de peaux d'ânes, un ingrédient essentiel pour leurs remèdes, à l'Afrique, où les pauvres bêtes sont tuées à coups de marteau. Grrrr… Je me console de ces horreurs en m'investissant dans la cause animale. J'aurais pu en choisir d'autres. Il y en a tellement. Si je n'étais pas dans l'action, je déprimerais, serais devenue misanthrope.

Hadrien a voulu s'installer à la campagne. J'ai accepté, à une condition : recueillir des animaux destinés à l'abattoir. Mes deux vaches, des prim'holsteins, s'appellent Mezzo et Soprano. Elles sont d'une infinie douceur quand elles posent leur tête sur mon épaule. J'ai récupéré Chocolat, mon âne, dans un refuge, Les Crins de Liberté. C'est un sauvage. Il a peur de tout. J'essaie de le rassurer depuis trois ans, sans succès. Mais il a confiance en Yamaha, mon cheval. Lui, je l'ai racheté à un club d'équitation qui le destinait à la boucherie. Trop vieux, trop fatigué.

J'ai aussi deux cochons, issus de l'élevage en batterie, qu'on m'a laissée emmener parce qu'ils étaient malades. Ils ont passé les premiers temps au fond de leur enclos, terrorisés. Ils se cognaient contre le mur du fond si je tentais de les approcher, bam ! Plus tard, ils sont sortis. Ils étaient très méfiants. Filaient se planquer dès que je faisais un geste ou qu'ils voyaient quelque chose bouger, dehors. Ils ont posé leurs pattes sur la terre, sur l'herbe, ont découvert la marche sans entrave, goûté à la lumière du jour, au soleil, à l'air, aux arbres, à l'horizon. Et pour la première fois, ils se sont roulés dans la boue ! C'est quand j'assiste à ce genre de scène, un animal emprisonné, maltraité qui découvre la liberté (enfin, la semi-liberté), que je me dis que j'ai raison de me donner tout ce mal.

Après les avoir soignés, je les ai présentés aux enfants du village. « Beurk, ils sont moches, ils sont gros, ils puent ! » Ils en avaient peur, mais n'osaient pas le dire. Ils n'imaginaient pas que les cochons étaient aussi imposants. Alors, ils blaguaient : « C'est pour quand le jambon, Jeanne ? », ou « c'est avec eux qu'on fait des hot-dogs ? » Ils m'ont proposé des noms, que j'ai tous refusés : Gros et Lard, Justin et Bridou, Tout est bon et Dans le cochon, Saucisson et Andouillette... Les enfants ont appris à les respecter. Ils les ont appelés Alfred et Robert. Mes animaux vivent dans deux immenses prés. Le week-end, les enfants frappent à ma porte, pour m'aider à les nourrir et à nettoyer les enclos. Ils leur parlent, les caressent. C'est une victoire. Et toujours la même histoire d'éducation. J'ai apprivoisé Alfred et Robert. Ils sont devenus presque affectueux. Je me demande si les animaux qui ont eu la chance d'échapper à l'enfer se souviennent de leur passé ou s'ils l'oublient.

Je n'ai pas repris de chien après Dimanche. Pour ne pas revivre ce chagrin-là. Lisez à voix haute cet extrait de *Chiens*, un remarquable essai du philosophe Mark Alizart :

J'ajouterai : cet ange-là aussi, cet ange-là surtout, est un chien, de ceux qui devancent fébrilement leur maître en veillant sans cesse par-dessus leur épaule que la catastrophe ambulante que nous sommes les suit bien. Ce chien, ton roi.

Jeanne est interrompue par la sonnerie de l'entrée. C'est Luc. « Ce n'est pas parce que c'est moi qui viens vous voir que j'ai tort, mais je n'aime pas cette situation entre nous », grogne-t-il sur le pas de la porte. Elle lui propose de rester dîner. Ils évitent les sujets qui fâchent. La soirée s'achève en musique. Faveur rarissime, elle accepte de se mettre au piano. Elle interprète des *Nocturnes* de Chopin, *Rhapsody in Blue* de Gershwin et *La Valse romantique* de Debussy. Luc se tient près d'elle, debout, regarde ses doigts sur le clavier, son corps qui accompagne la musique, son visage apaisé et souriant. Il est tard quand il s'en retourne chez lui. Il ne l'a jamais vue ainsi. Jouer longtemps, sans douleur dans les mains, lui a fait un bien fou : Jeanne terminera sa lettre plus tard.

Je vous vois, Samuel, comme si j'y étais, je vois bien ce que vous pensez : cette vieille schnock doit manger des graines et des vers de terre, se laver les cheveux avec de l'avocat écrasé, s'éclairer à la bougie et s'habiller avec des sacs en toile de jute. Ah ah ! Pas du tout. Je ne suis pas une intégriste. Je ne mange pas de viande, j'ai un compost, une citerne qui récupère l'eau de pluie, des vignes en culture raisonnée et j'évite le plastique autant que je peux. Je crois bien que c'est tout. (Mince ! Après les conseils d'Esther je faisais attention à ne pas abuser d'interjections, et voilà que je recommence.)

Je terminerai ma lettre par cette citation de George Thorndike Angell, un avocat américain, grand défenseur de la cause animale :

On me demande parfois : « Pourquoi dépensez-vous autant de votre temps et de votre argent à parler de la bonté envers les animaux quand il y a tant de cruauté faite aux humains ? » Je réponds : « Je travaille sur les racines. »

Jeanne

<u>Samuel à Jeanne</u>

5 avril

Bonjour Jeanne,

Ben, c'est mon meilleur ami depuis l'école primaire. Au collège, c'était lui le glandeur. Aujourd'hui, c'est l'inverse. Il a eu un bac pro et depuis il travaille dans un restaurant. Il n'a pas continué ses études parce qu'il aime faire la cuisine et qu'il voulait avoir de l'argent. Ses parents galèrent. Il regrette, il dit qu'il lui manque les bases. Il va essayer de faire une école de cuisine. J'aimerais bien vous dire que Ben, c'est un peu comme mon frère, mais je ne peux pas, rapport au mien. On est allés voir *Le Cabaret de poussière* au Zèbre de Belleville et franchement, on a passé une super soirée. On n'y serait jamais allés si on n'avait pas eu des places gratuites. Il y a des chanteurs, des danseurs, des conteurs, c'est trash, hyper osé, on s'est bien marrés. En sortant, une fille a dit que c'était « le burlesque dans toute sa splendeur ». J'ai regardé sur mon portable ce que ça voulait dire, burlesque. Elle a raison. Pareil pour vos interjections, je ne me souvenais plus de ce que c'était.

En fait, c'est pas vrai que je vais plus à Paris. Je continue d'y aller pour m'incruster dans les manifestations. Le motif, je vous dis franchement, je m'en fous un peu. Ce qui me plaît, c'est d'être dans la foule, bien serré, au milieu de gens excités qui chantent et qui crient. Ça me rend joyeux à tous les coups, ce genre d'ambiance. J'ai marché avec Act Up, les étudiants devant le Panthéon contre la hausse des frais d'inscription des étudiants étrangers, pour le climat, le droit au logement, les sans-papiers, les urgences… J'ai l'impression d'être quelqu'un, de faire partie d'une communauté. Au début, j'y allais pour rencontrer des filles, mais j'ai vite compris que c'était pas le bon plan. Elles arrivent en groupe, c'est compliqué d'attirer leur attention. Bon, j'exagère, il y en a des sympas. Mais je me sens con avec ces filles-là. Faut que ce soient celles-là, qui font des études, qui crient et chantent fort qui m'attirent. Quand elles s'intéressent à moi, dès qu'elles me posent des questions, je flippe. Je ne suis pas à la hauteur, je préfère partir. J'ai des potes qui sont très forts pour ça. Moi pas.

Je ne pense pas du tout que vous êtes une vieille schnock. Et maintenant que je vous ai raconté pourquoi j'allais à des manifs, vous allez me trouver débile.

Ma mère est écolo comme vous, mais elle, c'est la maladie de Julien qui l'a rendue comme ça. Elle a la phobie des microbes et des produits toxiques. Elle fabrique ses produits d'entretien. Elle décortique la composition de tous les aliments qu'elle achète. Pas un ne passe la porte sans l'autorisation de Yuka. Vous connaissez Yuka ? On mange de la viande une fois par semaine, qui vient de chez le boucher. Je ne sais plus si je vous ai dit que ma mère est infirmière en prison. C'est dur, mais elle aime son métier, parce qu'elle se sent utile, aux prisonniers et aux gardiens. Ce qu'elle déteste, elle dit qu'elle ne s'y fera jamais, c'est l'odeur, à l'intérieur, « de renfermé, d'humidité et d'éponge mouillée, de trouille, de colère et de vengeance ». J'aime bien sa façon d'en parler. À la maison, elle a installé un diffuseur d'huiles essentielles dans le salon pour « oublier plus vite l'odeur de la prison ». Comme c'est petit chez nous, ça sent dans tout l'appartement, mais ça va, je suis habitué.

J'aime bien ce que vous écrivez sur les animaux. Ce que je crois, moi, c'est qu'un jour il n'y aura plus un seul animal sur la Terre. Plus d'éléphant, de lion, de sauterelle, de cerf, de mouche, de papillon... On en sera venu à bout. Les hommes seront encore là. On aura trouvé d'autres choses à manger. Ceux qui auront connu les derniers animaux les regretteront et les enfants de ces hommes-là ne comprendront pas pourquoi. Les animaux, ils n'en auront pas vu. Ils penseront, c'est ringard, les animaux. Les clones, c'est pareil, en mieux.

Je n'ai pas commencé *Pour qui sonne le glas*.

Samuel

Jean à Nicolas

Tunis, le 12 avril 2019

Nicolas,

Je suis ce type et rien d'autre : doué pour les affaires, je me suis enrichi et j'ai pris mon pied en m'achetant des bagnoles hors de prix, en collectionnant les montres et les vestes Hermès. Je n'ai douté de rien pendant vingt-cinq ans, ne me suis jamais demandé quel sens je donnais à ma vie. J'ai viré des centaines de personnes sans une once de culpabilité. Chacun sa peau, j'avais des objectifs à remplir. Puis, il s'est passé une chose étrange. Juste avant mes cinquante ans, j'ai revendu mes montres, puis mes voitures. Pas pour gagner de l'argent, mais parce qu'elles m'encombraient. Elles ne m'amusaient plus. J'étais las de cette accumulation de biens. Dégoûté. Plus je me débarrassais, plus je me sentais léger et joyeux. Faire le vide, c'est tout ce que je désirais. Rien ne justifiait cette euphorie, qui, raisonnablement, était plutôt inquiétante. « Et maintenant ? » me suis-je interrogé, une fois tout vendu. Maintenant, rien. J'étais comme un ballon qui se dégonfle. J'avais créé du vide, m'étais délesté de l'apparat, et je me posais cette question : « Je fais quoi du reste de ma vie ? »

Si, un jour, Boris a besoin de moi, j'espère que je ne passerai pas à côté. Merci, quoi qu'il en soit, pour ce que vous m'avez dit de votre père.

Vous avez raison, il m'arrive d'avoir de drôles de réactions. C'est compliqué de dire ce que je ressens à mes enfants. Le lendemain, je me suis demandé si Emma ne m'avait pas trouvé ridicule.

Il faisait un temps de chien à Chicago. Mes conférences se sont bien passées, mais je n'ai pas trouvé un instant pour le musée.

Je n'ai pas dit à ma fille que je m'étais inscrit à un atelier d'écriture. Je n'y ai pas pensé. Je ne suis pas sûr de vouloir qu'elle le sache.

Jean

P-S : J'ai hâte de goûter votre je-ne-sais-quoi. J'adore les oursins.

<u>Nicolas à Jean</u>

Paris, le 20 avril 2019
(Dialogue ici)

Bonjour Jean,

Je ne sais pas si vous vous rendez compte que vous dressez un portrait de vous apocalyptique. Les types dans votre genre, j'en connais quelques-uns, c'est tout ce que je déteste. Qui étalent leur fric, profitent des dividendes de leur boîte et se foutent pas mal des gens qu'ils laissent sur le carreau. Et malgré cela, vous m'êtes sympathique. Je n'arrive pas à me convaincre que vous êtes ce genre d'homme. Parce que vous êtes franc du collier, que vous vous remettez en question ? Vous avez d'autant plus le droit de ne pas supporter mes grandes théories et mes jugements au premier degré que ma cuisine n'est pas exactement populaire et bon marché. Il y a de la castagne entre mes consciences, la bonne et la mauvaise. À ma décharge : à la carte, je calcule mes prix au plus juste. Une fois que j'ai payé mes équipes, les produits, mes loyers, je vis bien, mais pas au point de me rouler par terre.

Conversation de tous les jours entre ma mauvaise conscience et moi :

— Dis donc Nicolas, t'abuses pas un peu, là, avec ton entrée à soixante balles ?

— Mais il y a de l'oursin, c'est cher, l'oursin.

— Il y a UN oursin !

— Oui, mais avec du caviar...

— Arrête ton char, on peut compter les grains.

— Je n'ai pas le choix. À cinquante-cinq euros, je ne m'en sors pas. Et puis, c'est vraiment délicieux...

— Dois-je te rappeler combien tu facturais tes coquillettes-jambon revisitées à la truffe blanche ? C'était surtout le prix que tu avais revisité, oui.

— Tu m'emmerdes.

— Ton père verrait ça... Tiens, puisque tu assumes, tu devrais l'inviter, un de ces jours, en lui donnant une carte avec les prix, cette fois.

— Il n'y a pas dans tout Paris un meilleur rapport qualité-prix que mon menu du déjeuner.

— C'est vrai, mais qui en profite ? Des hommes d'affaires. Tu te souviens de ton projet de restaurant avec des handicapés ?

— Dès que je suis disponible, je m'y remets à fond.

— Ben voyons...

À plus dans le bus.
Nicolas

Conversations

Jeanne à Juliette

Verjus-sur-Saône,
le 6 avril 2019

Bonjour Juliette,
Voici mon dialogue.

Ainsi, il a fallu votre enfant pour que votre naissance vous revienne en pleine figure, tel un boomerang. Vous auriez pu vivre la grossesse et la naissance du bébé comme si de rien n'était, en continuant d'occulter votre passé. C'est cela qui aurait été étonnant et inquiétant, pour votre avenir à toutes les deux. Ne croyez-vous pas ? Dans votre dépression du post-partum, il y a un effet miroir entre deux mères, la vôtre et celle que vous êtes devenue, et entre deux filles, Adèle et vous. Pour Adèle, vous avez brisé ce miroir. Je ne suis pas psy, ce que je vous écris n'est qu'un pressentiment, une émotion.

Il me plaît bien, votre Nicolas. Quand je vois mes voisins rentrer du supermarché le coffre bourré à craquer de malbouffe, moi aussi, je pique des colères. L'indignation a du bon. Imaginez : au village, nous avons une très bonne boulangerie, tenue par un jeune couple sympathique. Mais ils sont nombreux, mes villageois, à préférer acheter du pain industriel en grande surface. Un jour, j'ai vu Nathalie, ma voisine, déballer ses courses, je suis sortie de chez moi et lui ai proposé mon aide. Un prétexte pour causer baguettes. Comme elle était pressée et avait fait des achats en prévision d'une troisième guerre mondiale, elle a accepté. En sortant de la voiture les steaks sous vide et les nuggets de poulet, j'ai serré les dents. Pour les œufs, elle avait fait un effort, j'ai attaqué par là.

— Je ne connais pas ces œufs, Nathalie, poules élevées en plein air, bio… Tu me diras comment ils sont ?

— Ah oui, hein, les œufs faut faire attention. J'ai vu des photos de poules en batterie, c'est bien dégueu. Mais toi, tu connais ça par cœur. Y avait un monde à l'Inter, je te dis pas, on se serait cru pendant les vendanges !

— Elles sont jolies, ces serviettes en papier.

— Oui, ils en ont plein de chouettes. Je me retiens pour pas toutes les acheter.

— Il est bon, ce pain ?

— Ça va, c'est du pain.

— Ah. Tu sais que celui du village est vraiment bon ? Si tu veux, je peux t'en rapporter quand j'y vais le matin.

— C'est sympa mais, tu vois, j'en prends un stock et je congèle pour la semaine.

— Je t'en donnerai un morceau, tu compareras. Et puis, il faut les aider les petits jeunes, tu imagines si la boulangerie mettait la clé sous la porte !

— C'est vrai, mais à chaque fois, je me dis que je prendrai du pain en rentrant et comme je ne repasse pas par le village et que j'ai peur d'oublier, c'est plus vite fait à l'Inter. Arrête de regarder mon jambon comme ça ! Depuis que tu l'as emmené voir tes cochons, Sacha ne veut plus en manger. Tu devrais être contente, j'en achète moins. Du coup, je lui prends des steaks, au gamin.

— Il va falloir que je lui présente mes vaches…

— Arrête Jeanne, il a besoin de calcium. Tu vas m'en faire un veggie-vegan ou un flexi je sais pas quoi… C'est bon, quoi, on va pas se mettre à manger des insectes et des graines.

— De toute façon, les insectes pourraient avoir disparu dans cent ans…

Je maugréais.

Ô rage ! ô désespoir ! Je suis partie dans mes prés me consoler auprès de mes bêtes.

Jeanne

P-S : Je trouve, chère Juliette, que vous écrivez bien. Je n'avais pas remarqué votre « faiblesse » concernant les conjonctions de coordination. Esther, elle, remarque tous nos petits défauts et c'est tant mieux !

Juliette à Jeanne

Malakoff, le 19 avril 2019

Jeanne,

Dans cette lettre : mon dialogue.

Les dialogues d'Esther ont du bon. J'ai souri en vous lisant. Je suis heureuse que vous défendiez la boulangerie de votre village. Hélas, les Français consomment de moins en moins de pain. Sa réputation est entachée depuis longtemps. Trop de boulangers vendent du mauvais pain. Il est devenu le diable qui fait grossir. Sans parler de l'intolérance au gluten qui semble avoir atteint la moitié de la population française. Les Français n'ont-ils plus de goût pour choisir d'acheter du pain en supermarché et passer outre à ses qualités sensorielles ? Nous, les boulangers, nous sommes mis au pain complet. Les femmes qui font attention à leur ligne ne jurent que par lui. C'est vrai qu'il est nourrissant, se conserve mieux et active paraît-il la digestion. Mais (je ne le dis qu'à vous) il a moins bon goût qu'un pain de campagne ou une tradition.

Vous ne m'aviez pas dit que vous aviez des cochons et des vaches. Êtes-vous végétarienne ? Je mange très peu de viande, beaucoup de poisson et d'œufs. Logique, me direz-vous, pour une fille de poissonniers.

Avec Nicolas, nous avançons. Je lui ai demandé pourquoi il s'était comporté aussi mal à mon retour. Il ne savait plus quoi penser de moi, craignait mes réactions, m'a-t-il répondu. Il était épuisé ; s'il avait pu, il serait parti quelque temps, m'aurait laissée seule avec Adèle. Cela m'a terriblement attristée. C'est dur à avaler, mais je me suis mise à sa place. J'imagine que j'aurais réagi comme lui. L'écriture m'apporte beaucoup. Elle m'oblige à ne pas riposter dans l'immédiateté. Si, au lieu de me l'écrire, il m'avait dit tout ça en face, j'aurais paniqué, transformé ses propos, décrété qu'il ne savait pas s'il m'aimait encore et que, dès lors, il était préférable de nous séparer.

Cette nuit, j'ai rêvé de mes parents. Je me suis réveillée en pleurant. J'étouffais, comme aux pires jours de ma dépression. Je ne les ai pas revus depuis la maternité. Adèle avait un jour. C'était extrêmement douloureux de les voir, béats devant leur petite-fille, alors que j'étais sidérée par ce qui m'arrivait, que je ne me sentais pas concernée. Ils me renvoyaient à ma naissance, à mon adoption. Ils me faisaient du mal, malgré eux. Je ne faisais plus la part des choses. Je voulais qu'ils s'en aillent.

J'attends d'être prête pour leur écrire. Avant l'atelier, jamais je n'aurais pensé à leur écrire une lettre. Quelle meilleure façon, pourtant, de leur expliquer ce qui m'est arrivé ? Je suis si fragile que j'ai du mal à trouver les mots et à contenir mes émotions. Je veux qu'ils sachent à quel point je les aime et leur suis redevable.

Mes parents tenaient une poissonnerie, à Trouville. Ils travaillaient dur. Quand il gèle, les mains dans la glace à six heures du matin, ce n'est pas drôle. Je leur disais : « Je suis Juliette, le radiateur le plus chaud de la Terre », ils lâchaient tout, couteaux, poissons, casiers… Je prenais leurs mains frigorifiées entre les miennes, je soufflais très fort. « Oh ! ça va beaucoup mieux, maintenant, nos mains sont toutes chaudes », rigolaient-ils. Ils se prêtaient à mon jeu avec joie, mimaient la stupéfaction, comme si ce que je faisais avec ma bouche était extraordinaire. Pas une fois ils ne m'ont repoussée, dit : « Attends un peu, il y a du monde » ou « plus tard, on est pressés ». C'était aux clients de patienter. Après l'école, je m'installais au fond de la boutique pour lire et faire mes devoirs. Avec mon père, nous faisions du bateau, le dimanche après-midi. Nous ne pêchions pas, mais naviguions, pour voir la mer et discuter.

— Tu vois, ma Juju, me disait-il, l'horizon il est à toi. Ta mère et moi on est là pour ça, pour t'offrir l'horizon et un bel avenir.

— C'est quoi, un bel avenir ?

— C'est, quand tu seras grande, faire un métier et vivre dans un endroit que tu aimes.

— Toi, tu as un bel avenir ?

— Moi, mon avenir il est splendide, parce que t'es là avec ta mère. Avant, l'horizon sans toi, il avait pas la même couleur. On n'est pas bien, ici ?

— Si. Je ferai quoi comme métier ?

— Celui que tu veux. Tu as le temps d'y penser.

— Celui que je veux ?

— Oui.

— Maîtresse d'école ?

— Oui, pourquoi pas ?

— Poissonnière ?

— Oui, aussi.

— Vétérinaire ?

— Oui.

— Astronaute ?

— Oui. Mais attention, pour réussir, faudra te sortir les doigts du cul, ça ne tombera pas tout cru dans le bec. Répète pas à ta mère ce que je viens de dire !

Notre conversation se terminait toujours ainsi. Je lui énumérais des métiers pour, à la fin, l'entendre prononcer cette sentence, « faudra te sortir les doigts du cul », qui me faisait hurler de rire. Mes parents me manquent.

Amitiés,
Juliette

P-S : Pardon d'avoir encore une fois tardé à vous répondre. Je manquais d'inspiration pour le dialogue quand, eurêka !

Jeanne à Samuel

Verjus-sur-Saône,
le 10 avril 2019

Cher Samuel,

(Dans cette lettre, vous trouverez mon dialogue.)

Votre mère doit être une belle personne. Je n'aurais pas su, au quotidien, côtoyer comme elle le désespoir, la colère, la violence aussi, probablement. Je suis courageuse avec les animaux, moins avec les hommes.

Oui, je connais Yuka. Cette application est bien utile, mais j'oublie souvent de m'en servir.

Je ne vois pas pourquoi vous n'auriez pas le droit de penser et de dire que Ben est comme votre frère. Il l'était, je suppose, avant que Julien décède. Y a-t-il quelque chose qui a changé entre vous et votre ami, depuis ? Non, vous ne trahissez pas Julien.

J'espère que vous faites attention à vous dans les manifestations. Les abrutis qui n'y viennent que pour casser ne sont pas mes amis. Je n'aimerais pas que vous participiez aux défilés contre le mariage pour tous ou l'extension de la PMA. Ce n'est apparemment pas le cas.

Hier, je suis allée me promener avec Sacha, mon petit voisin. Il a dix ans. Ses parents sont gentils, mais n'ont hélas pas inventé le fil à couper le beurre. Lui est très intelligent. Pourvu que rien ne vienne gâcher cet enfant. Je vous retranscris notre conversation.

— Dis Jeanne, tu sais que je ne mange plus de jambon ?

— Oui, ta mère me l'a dit. Elle n'est pas très contente, d'ailleurs. Il paraît que c'est depuis que tu as sympathisé avec Alfred et Robert.

— Ben oui, c'est vrai. Tu m'imagines en train de les manger ?

— Non, évidemment. Tu manges quoi, à la place ?

— Rien de spécial.

— Ah bon. Tu ne manges pas plus de steaks hachés ?

— Je crois pas. Tu es contre? T'en manges, toi, du steak ?

Il avait plu pendant la nuit. Je contournais les flaques, lui s'amusait à sauter dedans.

— Chacun fait comme il veut, Sacha, mais moi, je n'en mange pas. Tu sais ce que c'est le steak haché, comme animal ?

— Ben oui, quand même, c'est une vache.

— Exactement.

Je me retenais de le prendre par la main et de l'emmener dans mes prés, faire connaissance avec mes vaches. Je nous imaginais déjà : « Vas-y, caresse-les, tu vois cette douceur dans leur regard ? Et attends, tu n'as pas tout vu ! Si je me mets comme ça, entre elles deux… voilà… attends… ça y est, tu vois, elles posent leur tête sur mes épaules. » Il rentrerait chez lui, annoncerait à sa mère qu'il ne mangerait jamais plus de viande, je pourrais dire adieu à nos promenades ensemble.

— Tu sais ce que je fais, cet après-midi, avec maman ?

— Non, mais tu vas me le dire. Tu n'as pas les pieds mouillés ?

— Non. Je fais mes cartons d'invitation, pour mon anniversaire. On sera onze ou douze.

— C'est vrai que c'est la semaine prochaine !

— Tu crois que je pourrai le caresser, un jour, ton âne Chocolat ?

— J'espère. Qu'est-ce que tu en penses ?

— J'aimerais bien. Il a l'air tout doux. Maman, elle veut que j'invite Brice. Moi je l'aime pas. Il est pas sympa. Il est là à tous les anniversaires, mais c'est parce que les parents nous obligent.

— Brice, c'est le garçon handicapé moteur ?

— Oui.

— C'est bien qu'il soit là. Cela ne doit pas être facile pour lui…

— T'es comme tous les adultes. Il faut l'inviter parce qu'il est handicapé. Il est gentil avec personne, je te dis.

— Peut-être qu'il est jaloux et triste de ne pas pouvoir marcher et courir comme vous.

— Ben voilà, tu dis encore la même chose que les adultes.

J'ai ri. C'était horrible, mais je le comprenais. Avec son air renfrogné, Brice ne suscite pas la sympathie. Il est difficile de lui arracher un sourire, un bonjour ou un merci. Je me souvenais maintenant, honte à moi, que je lui avais proposé l'année dernière - n'était-ce pas il y a deux ans ? - de lui faire voir mes animaux. Je ne lui avais plus donné signe de vie depuis. Je l'avais oublié.

— Laisse-lui une dernière chance. Une vraie. Tu l'invites et tu le fais participer à vos jeux, avec tes amis, ceux auxquels il peut jouer. Si tu n'es pas prêt à faire ça, ce n'est pas la peine de l'inviter, en effet. Je ne prends pas sa défense, mais je suis sûre que vous ne faites pas attention à lui et le laissez de côté. Je me trompe ?

— Il demande aux parents qu'on lui mette des jeux vidéo sur la télé dès qu'il arrive. En plus, il faut pas le déranger.

— Fais semblant, comme si l'invitation venait vraiment de toi et pas de tes parents. Pour lui, peut-être que ce ne sera pas pareil et qu'il le sentira. Moi, je trouve que ça vaut la peine d'essayer.

Nous nous sommes arrêtés à la boulangerie avant de rentrer. Je lui ai acheté un pain au chocolat et une baguette tradition, pour ses parents. Nous avons marché plus doucement, un lièvre a filé juste devant nous, puis un deuxième. Il ne m'a plus parlé de Brice, ne m'a pas dit ce qu'il pensait de ma proposition. Il gardait le silence, songeur. « Il faut que je fasse quoi pour que Chocolat il accepte que je le caresse ? »

C'est pour tout ceci que j'aime cet enfant. Pour son entêtement, sa franchise, les efforts qu'il est prêt à faire pour parvenir à ses fins. « Tu dois être patient. Il n'y a que ça. Tu peux lui raconter des choses. Tout ce que tu veux. Même lui chanter des chansons. Il s'habituera à toi, peu à peu. »

Devant chez lui, il m'a embrassée et m'a dit : « N'empêche que c'est pas une raison pour être comme il est, Brice. »

Jeanne

Samuel à Jeanne

14 avril

Mon dialogue est dans cette lettre.

Bonjour Jeanne,

Je ne sais pas si j'ai trop le droit de faire ça pour mon dialogue, mais je recopie une conversation entre Ben, Lou et moi sur *Game of Thrones*. J'ai pas d'autre idée, de toute façon. Lou, c'est une copine. Elle regarde la série avec ses parents. Je me demande si vous allez comprendre ce qu'on se raconte.

Samuel : Mdr sur Reddit ils font un sondage et à un moment ils demandent qui a été le MVP de la bataille

Ben : Quand tu as les résultats, balance

Samuel : Yes

Samuel : Euh alors

Samuel : Les deux dragons ET Ghost sont bien vivants apparemment

Ben : Ah ouais, vraiment mal foutu cet épisode

Lou : ???

Lou : Ghost oui mais le dragon de Jon ?

Lou : Je sais plus comment il s'appelle

Lou : Vyserion ?

Lou : Il est pas dead ?

Ben : Ah, Rhaegar

Ben : Bah non apparemment les deux sont bien vivants !

Lou : Oui mais trop bizarre

Lou : Il est bien tombé quand même…

J'ai commencé *Pour qui sonne le glas*. C'est pas évident, mais je m'accroche. C'est pas comme si j'avais le choix. Si j'avais pas décidé de lire tous les livres de mon frère, celui-là, je l'aurais lâché. J'ai du mal à comprendre, entre les communistes, les républicains, les phalangistes, les fascistes, les brigades, le Poum, mais ça va, je me renseigne sur Internet. Il y a des scènes très dures dans ce roman, où on voudrait que ça se passe autrement. Insoutenable, voilà, c'est le mot que je cherchais. Je ne savais pas que c'était possible avec un livre. Avec un film, oui. Atroce, le massacre des fascistes dans le village de Pablo. Vous vous en souvenez ? Ils sont enfermés dans l'hôtel de ville et ils sortent, l'un après l'autre. Les paysans les attendent. Ils ont des fourches et des bâtons et forment une haie jusqu'au pied de la falaise, d'où les prisonniers doivent se jeter. En bas, c'est la rivière. Plus les heures passent et plus les paysans sont saouls. Ça monte, ça monte… Ça se transforme en boucherie, avec des insultes, des moqueries…

Mes parents ne savent pas que je lis. Je m'enferme dans ma chambre. Je ne veux pas qu'ils me voient. Je ne sais pas ce qu'ils penseraient s'ils savaient que je lis les livres de Julien. Peut-être ils se diraient que je cherche à l'imiter. Ça m'énerverait qu'ils pensent un truc comme ça.

Samuel

Nicolas à Juliette

Paris, le 11 avril 2019

Ma Juliette,

Tu vas mieux ! Pas de « oui, mais pas sûr que… », ne chipote pas, ça saute aux yeux (façon de parler, hein…) : tu ris aux éclats avec ta fille, tu goûtes une brioche aux pralines et elle t'inspire un nouveau gâteau (par je ne sais quel cheminement de ton esprit). Je t'imagine en train de dépiauter la brioche de chez Pralus, de la sentir, de la mâcher longuement, d'en faire rouler des petits bouts entre ta langue et ton palais.

Je te croyais solide comme un roc, hermétique à toute forme de spleen. Je me suis trompé. Je ne me dirai plus jamais en te regardant que je voudrais être cette fille, tellement forte, tellement enthousiaste. Tu n'es pas si forte. Tu n'es pas si joyeuse. Enfin, tu n'es pas seulement ça. J'aime cette vulnérabilité nouvelle qui n'a rien de neuf, qui est en toi depuis le premier jour.

Mon éloge de la fadeur sera un « homard bleu d'amande, artichauts grillés, écorce confite de yuzu ». Il prendra la forme d'une goutte d'eau, travaillée avec du blanc d'œuf. Je veux aller crescendo dans les saveurs, le yuzu et son parfum puissant se nicheront au cœur de la goutte, dans la dernière bouchée. Je vais ajouter ces quelques vers de Lao Tseu sur la carte :

Le salé et l'acide ont part, l'un et l'autre, à tout ce qu'on peut aimer,

Mais c'est au centre que réside la saveur suprême - qui n'en finit jamais.

Ton projet de moulin me plaît. Tu as déjà travaillé avec Alex et Joël, il y a peu de risques que vous vous engueuliez. Quand tu auras tous les papiers, n'hésite pas à appeler Armand. Il te dira si l'affaire est viable.

Je suis allé à Bourg avec Adèle, pour l'anniversaire de mon père. J'aurais voulu que tu les voies tous les deux ensemble. Quel cinéma ! Je le lui ai dit : « Tu sais papa, c'est la première fois qu'Adèle est aussi câline avec quelqu'un, elle ne te quitte pas des yeux. » J'ai bien vu que ma remarque le flattait. Pour rien au monde, il ne l'aurait avoué. Mon père est un ours. Un orgueilleux. Et un grand gentil. Il a haussé les épaules et grommelé : « Je ne suis pas quelqu'un, je suis son grand-père. » Je les soupçonne d'avoir eu le coup de foudre. Il se passait un truc, dont ma mère et moi étions exclus. J'étais carrément jaloux. Je lisais à la fois la stupéfaction et du bonheur sur le visage de mon père. Si je t'avais raconté cette histoire, au lieu de te l'écrire, tu m'aurais dit que j'exagérais. Je te jure que non. Assise sur ses genoux, face à lui, Adèle touchait ses sourcils, son nez, ses joues, sa bouche, elle lui faisait d'immenses sourires. Puis elle s'est levée à moitié, a posé sa tête sur son épaule et n'a plus bougé. Un instant de grâce...

Ma mère n'en croyait pas ses yeux. Elle qui s'occupe de sa petite-fille du matin au soir depuis trois mois n'a pas eu droit à une telle manifestation de tendresse. Elle s'est marrée :

— C'est la meilleure, celle-là !

— Ta fille, elle a déjà tout compris, a triomphé mon père.

— Qu'est-ce que tu veux dire ?

— Tu te souviens comment j'étais avec vous quand vous étiez petiots ?

— Euh… non, comment ?

— Je ne vous laissais rien passer, à ta sœur et à toi. Fallait que vous filiez droit.

— Là, oui, je vois.

— Eh bien ta fille, je te préviens, les droits, elle les aura tous, que cela vous plaise ou pas, à Juliette et à toi. Les grands-parents, ça sert à ça, à laisser faire tout ce que les petits-enfants veulent.

J'aurais aimé que tu sois là, je me suis demandé ce que tu lui aurais répondu. Adèle et moi t'attendons. Nous trouvons le temps long.

N.

P-S : Dans tes rêves, je voudrais ne plus disparaître dans un orage quand tu es nue devant moi. C'est inenvisageable.

Juliette à Nicolas

Malakoff, le 15 avril 2019

Nicolas,

Si je devais revenir à l'origine de mon effondrement et le dépeindre en quelques mots, voici ce que j'écrirais : lorsque j'ai vu Adèle, que je l'ai prise dans mes bras pour la toute première fois, j'ai été submergée, engloutie par une question, comment ma mère a-t-elle pu m'abandonner ?

À tous les âges de ma vie, il m'est arrivé de me demander pourquoi elle m'avait délaissée. De la curiosité, rien de plus. J'envisageais ma mère biologique à distance, comme si je n'avais pas grand-chose à voir avec elle. Je ne me disais pas « pourquoi *ma mère* m'a-t-elle abandonnée ? » mais « pourquoi *cette femme* m'a-t-elle abandonnée ? » Cette étrangère. Que je ne pouvais donc pas comprendre. Il a fallu la naissance d'Adèle pour que je me pose la question du « comment ». Cette femme qui m'a fait naître s'est glissée entre mon enfant et moi. Elle m'a portée pendant neuf mois, a entendu mon premier cri, peut-être m'a-t-elle elle aussi regardée, tenue dans ses bras, embrassée. Alors oui, comment a-t-elle fait pour m'abandonner ? Comment a-t-elle pu ne rien me laisser ?

Aujourd'hui, elle ne s'interpose plus entre Adèle et moi.

Je suis sur la voie de la guérison.

La semaine dernière, le médecin m'a suggéré d'emmener Adèle au square, près de la maison, plutôt qu'à la maternologie. Il estime que je n'ai plus besoin d'eux et que l'heure du dernier bilan est proche. Comme il faisait beau avant-hier, nous sommes allées au square Georges-Sarre. Je n'ai rien dit à ta mère. J'étais tendue.

Je suis habituée à côtoyer des mères qui ont fait des dépressions du post-partum et qui, avec leur enfant, sont, comment dire... particulières ? Probablement plus inquiètes, moins spontanées, sur la défensive. Cela s'est bien passé, même si je sentais que je n'étais pas aussi à l'aise avec Adèle qu'elles avec leurs enfants. Pour ces mamans, tout semble naturel, inné. Adèle et moi faisons connaissance, dix mois après. Je l'assume (il le faut), tâche de me convaincre que mes absences ne porteront pas préjudice à nos futures relations. Quand elle me regarde en souriant, je ne fais plus qu'un avec elle. Je lis dans ses yeux qu'elle me pardonne, qu'elle m'aime. De plus en plus souvent, des vagues de tendresse m'inondent de bonheur. Es-tu content, mon amour, de ce qui m'arrive ?

Ma tendresse et des baisers,
Juliette

P-S : Je suis sûre que ton éloge de la fadeur sera très réussi, mais fais attention à ne pas trop « intellectualiser » tes plats.

Jean à Esther

Paris, le 16 avril 2019

Bonjour Esther,

Conversation au jardin des Tuileries :

Dimanche dernier, coup de folie, je suis allé à la rencontre de l'homme au teckel. Je l'ai attendu, assis sur le banc où il a coutume de faire une pause, près du musée du Jeu de Paume. Je l'ai vu arriver de loin. Il s'est assis à côté de moi. De mon balcon, je l'imaginais plus jeune, plus mince, plus alerte. Il a dans les soixante-dix ans.

— Bonjour, excusez-moi de vous déranger… Vous êtes bien l'homme avec son chien, que j'observe de mon balcon tous les matins vers sept heures ? J'habite là-haut, vous voyez, les fenêtres du cinquième étage, avec les rideaux lie-de-vin.

— C'est sûrement moi, à moins que quelqu'un d'autre ne promène son teckel à cette heure-là. C'est possible, c'est un chien plutôt courant, vous savez.

Je me suis rendu compte qu'été comme hiver, il était affublé du même imperméable beige. Assis à quelques centimètres de lui, je n'ai pas pu ne pas en remarquer les manches élimées, la propreté douteuse. J'ai d'abord pensé : « Quel crétin je fais ! Je parle à un clochard et je lui montre où je vis. » Parce que cet homme avait ses habitudes aux Tuileries, il ne m'était pas venu à l'esprit qu'il pouvait être dans le besoin.

— Comment s'appelle-t-il ?

— Elle, c'est une fille. Bélinda.

— Elle a quel âge ?

— Huit ans. Vous avez un chien ?

— Non. Je les aime bien, mais je ne suis pas souvent chez moi, je voyage beaucoup, ce serait ingérable.

— Vous avez de la chance de voir du pays. Moi, je connais la France sur le bout des doigts, mais l'étranger, c'est une autre histoire. On va peut-être partir aux Canaries l'été prochain, avec ma femme.

— Vous habitez dans le quartier ?

— Oui, rue de Castiglione.

Il m'a jeté un regard amusé. S'est tu. J'étais rassuré.

— Alors, nous sommes voisins.

— Oui vous avez raison, nous sommes voisins. Mais moi, je vis au septième étage, avec ma femme et mon chien, dans deux chambres de bonne.

Je suis resté comme un imbécile. Je me disais que c'était bien ma veine, pour une fois que je discutais avec un inconnu, de tomber sur le pauvre type qui galère.

— Je ne voulais pas vous mettre mal à l'aise. Ne faites pas cette tête, vous n'y êtes pour rien. Mais vous avez eu une façon de dire « voisins », comme si on était du même monde et que vous étiez soulagé.

On y est bien, dans ces deux chambres. On s'y est fait. Et puis il y a les Tuileries, pour Bélinda. Ils ont tous un balai dans le cul, dans ce quartier, c'est sûr, mais on n'y fait plus attention.

J'ai souri.

— Pourquoi vous regardez les gens comme ça de votre balcon ? Remarquez, je ne m'en rends pas compte, mais la vue doit être unique, non ? Nous, on voit un bout de ciel de nos chambres, c'est déjà pas mal.

— C'est apaisant. En quelque sorte, j'accompagne les gens dans leur promenade. Vous êtes à la retraite ?

— Si on peut dire. Je ne travaille plus, mais ce que je touche, c'est pas bézef. Et vous, votre métier ?

— Les affaires.

— Les affaires ? C'est drôle, j'ai déjà remarqué qu'il y a deux catégories dans les types qui répondent « les affaires ». Ou ils n'aiment pas ce qu'ils font et ne souhaitent pas en parler ou ce sont des escrocs. Alors ?

J'ai souri, de nouveau. L'homme au teckel me plaisait.

— Bien vu. Je ne suis pas un escroc. Vous faisiez quoi, avant la retraite ?

— J'étais clown et drôle.

— Clown ? C'est drôle, ça !

— C'est ce que je viens de vous dire, j'étais clown et drôle.

Cette fois, j'ai ri, franchement.

— J'ai commencé tôt. Ce qui me plaisait, c'était de faire rire les p'tiots. Ça m'a pris tout gamin, cette envie. Même aujourd'hui, avec ma retraite minable, je ne regrette pas. J'étais Auguste, celui au nez rouge, j'avais les grosses godasses, la salopette de toutes les couleurs, vous voyez ? Avec mon clown blanc, on faisait dans le classique, les batailles d'eau, les claques dans la figure, la trompette dissonante… On enchaînait les accidents et les culbutes, j'étais le roi de la gaffe, je fichais par terre mon copain sans faire exprès. Je portais un râteau sur l'épaule, je me retournais brusquement et bing ! il le prenait en pleine poire. Ou bien en voulant rafistoler le tuyau d'arrosage, plouf ! il était mouillé des pieds à la tête, mais je ne m'en rendais pas compte parce que j'étais concentré sur ma réparation… Bref, tous ces gags qui font hurler de rire les enfants, génération après génération.

— Vous avez arrêté il y a longtemps ?

— J'avais soixante et un ans. Ma femme est tombée malade, j'ai arrêté pour m'occuper d'elle. Elle est guérie, maintenant. De toute façon, j'en avais ma claque, je fatiguais. Quand je l'ai rencontrée, j'avais cinquante ans. Ce n'est pas une fille du cirque, elle était femme de ménage, dans ce quartier. Depuis des années, elle travaille pour une Italienne qui n'est pas souvent là, qui l'a prise en amitié et nous héberge dans ses chambres de bonne. Neuf ans qu'on y est. Ma femme continue de faire son ménage, on prépare l'appartement si Mme Ada ou quelqu'un de sa famille vient à Paris, je passe tous les soirs vérifier que tout est OK. Ça la rassure. Vous êtes marié, vous avez des enfants ?

— Je suis divorcé et mes enfants sont grands.

— Ah ben, faut pas rester seul, c'est pas bon pour le moral ! J'ai passé un bon moment avec vous, monsieur l'homme d'affaires, mais là, je dois rentrer, sinon j'en connais une qui va s'inquiéter.

— J'ai été ravi de faire votre connaissance. J'espère que nous nous reverrons.

Nous nous sommes souri, ne nous sommes pas serré la main. Il transpirait la gentillesse. Je l'ai regardé partir, avec son chien en laisse. Quand je me suis aperçu que je ne lui avais pas demandé comment il s'appelait, il était trop tard pour le rattraper. Un clown, j'avais fait la connaissance d'un clown qui habite rue Castiglione.

Avez-vous aimé mon histoire, Esther ?

À votre avis, fiction ou réalité ?

Jean

Esther à Jean

Lille, le 20 avril 2019

Bonjour Jean,

(Non-)dialogue mère-fille.

Jusqu'à la dernière phrase, j'ai cru à votre histoire de clown. Vous avez un vrai talent de conteur. Fiction ou réalité ? Dites-moi.

Ce matin, avec ma fille, l'ambiance au petit déjeuner était, comment dire… électrique. Elle a des contrôles cette semaine, n'a pas révisé et c'est moi qui paie. J'ai l'habitude. Puisque moi aussi, je vous dois un dialogue, c'est l'occasion de vous infliger notre conversation.

— Coucou, maman.

— Ça va mon ange, bien dormi ? Tu veux du jus de pamplemousse ?

— J'ai fait des cauchemars, j'ai rêvé de mes contrôles, c'était horrible. Le pamplemousse blanc, c'est vraiment meilleur que le rose.

— Si tu révisais un tout petit peu, Pia, tu dormirais mieux, non ? Tes cauchemars prouvent au moins que tu n'es pas totalement inconsciente. Du pamplemousse blanc, il n'y en a jamais, même au supermarché à côté de la boulangerie. Tiens, prends du pain.

— Tu trouves ça normal, toi, que je fasse des cauchemars ! Non merci, il est trop grillé.

— Bien sûr que non. Je trouverais normal que tu révises, ce n'est pas pareil. Tu vas réussir, j'en suis sûre. Je te laisse ma tartine, elle est comme tu aimes.

— Mais non, il y a du noir, là. Je m'en fais une autre. Je demanderai à Nina où sa mère achète le pamplemousse blanc.

— À propos de noir, tu n'as pas lésiné sur le mascara…

— Maman, arrête ! J'ai rêvé qu'en maths, on ne me donnait pas le même sujet qu'aux autres et que je passais l'heure à me demander pourquoi. Je rendais ma copie blanche à Mme Gervais, qui me disait « eh bien, votre copie va être vite corrigée ! » Il a une drôle d'odeur, le beurre, non ? Tiens, sens-le.

— Non, je ne trouve pas.

— Je t'assure que si.

— Une odeur comment ?

— De rance.

— Je l'ai acheté la semaine dernière. 10 mai, on est loin de la date de péremption.

— Oui mais tu sais, il peut y avoir des erreurs. La preuve.

— Je me disais que ce serait sympa d'aller en Croatie, l'été prochain. Mathilde l'a fait l'an dernier, elle a beaucoup aimé. Elle avait loué une petite maison sur une île en face de Split et…

— Mouais, si tu veux, mais je préférerais un endroit où on puisse aller en train. Pour la planète, il faut prendre l'avion une fois par an, maximum, et on l'a déjà pris cette année. C'est simple, sur un kilomètre, un passager en avion, c'est 285 grammes de CO_2, en train, c'est 14 grammes, et c'est pareil pour…

— Bon, on verra Pia. Il faut que j'y aille. Je te laisse débarrasser. Je t'aime.

— Moi aussi.

Certains matins, je suis particulièrement heureuse de partir au travail.

Esther

P-S : Si un jour, vous rencontrez ma fille, évitez de lui dire que vous prenez l'avion deux cents fois par an. On ne sait jamais, elle serait capable de mettre du poison dans votre verre.

Jean à Nicolas

Paris, le 24 avril 2019

Bonjour Nicolas,

(Vous trouverez ici mon dialogue.)

Merci pour « les types comme vous, c'est tout ce que je déteste ». Décidément, entre Esther et vous, j'ai droit à un procès en règle. Je vous suis pourtant sympathique, à l'un comme à l'autre. C'est étonnant.

Je me demande où est passée ma mauvaise conscience. Disparue il y a des années.

Je me suis engueulé avec ma mère, hier, par téléphone. À nos âges, c'est stupide. Elle a plus de quatre-vingts ans, il devrait y avoir prescription. Pour vous resituer le contexte, voici un portrait lapidaire de mes parents. Ma mère est une bourgeoise capricieuse, mon père un faible, qui lui passe tous ses caprices. Sa phrase fétiche ? « On fait tout comme tu veux, mon minou. » Elle m'a appelé pour m'annoncer qu'ils avaient mis en vente leur maison à Honfleur. Ça m'a fichu en rogne. Ma mère adore acheter des résidences secondaires, s'y installer et les revendre quelque temps plus tard. Avec elle, tout passe, tout casse, tout lasse. Son mari se charge de l'intendance, des déménagements, de la paperasse, des rendez-vous avec le notaire, des agences immobilières… La maison à Honfleur était fonctionnelle, de plain-pied, avec des voisins pas loin et, paraît-il, sympathiques. J'espérais que ce serait la dernière. Pour mon père, qui apprécie la campagne et a du mal à monter et descendre les escaliers, elle était parfaite.

— J'ai vu un appartement à Nice, très agréable.

— Papa aime Honfleur, non ?

— Oh tu sais, ton père, il est bien partout.

— Mais maman, on dirait que tu parles d'un pot de fleurs. Tu sais qu'il est très attaché à cette maison.

— Ton père est un grand garçon, qui n'a pas besoin de son fils pour lui dire ce qu'il souhaite. D'autant plus que cette maison, tu n'y as jamais mis les pieds.

— Quel est le rapport ? Je n'ai pas besoin d'y aller pour savoir qu'il y était bien. Je te rappelle qu'il n'y a pas si longtemps, tu la trouvais géniâââle. Il ne t'aura donc jamais tenu tête... Et qui va s'occuper du déménagement, de la vente, des papiers ? Lui, comme d'habitude ! Tu y penses ?

— Oh là là ! Tu as mangé de la vache enragée, ma parole ! Tu as un problème, Jean ? Je voudrais que tu me parles avec un peu plus de respect, s'il te plaît, et que...

Je hurlais dans le hall de JFK, en faisant les cent pas à toute allure. Je n'aurais pas dû imiter son ton de snobinarde, c'était mesquin. J'avais les mains moites. Le personnel de sécurité et les voyageurs me regardaient de travers, je m'en foutais.

— Il va s'ennuyer, à Nice. Il n'aime pas cette ville. Mais ça, tu n'y penses pas. Tu ne peux pas, une fois dans ta vie, juste une fois, lui faire plaisir, garder Honfleur ? C'est au-dessus de tes forces ?

— Je sais mieux que toi ce dont a besoin ton père. Et j'aimerais...

— Tu aimerais... On s'en fout, pour une fois, de ce que tu aimerais. Tu vas infliger un nouveau déménagement à papa, c'est quand même dingue, non ?

Mon cœur battait dans mes tympans. Si je ne me calmais pas très vite, j'allais faire une crise de tachycardie. J'éprouvais une folle envie de m'acharner, de lui dire tout le mal que je pensais d'elle. Mon corps n'était que fureur, ma tête était près d'exploser.

— Si je peux finir une phrase, j'aimerais que tu me parles gentiment. Moi aussi, comme ton père, je suis âgée et…

— Tu sais ce que j'ai fait de plus con dans ma vie ? Attendre tout ce temps pour te demander d'arrêter de te comporter comme une enfant capricieuse et…

Elle a eu la bonne idée de me raccrocher au nez. J'allais lui dire combien elle est stupide et vaniteuse.

Jean

<u>Nicolas à Jean</u>

Paris, le 28 avril 2019

Bonjour Jean,

Monologue parisien.

J'ai toujours beaucoup parlé tout seul dans mon casque. Il me sert d'exutoire. Difficile de ne pas avoir les nerfs en pelote quand on fait du deux-roues dans cette ville. Une fois à destination, je suis content d'être arrivé sain et sauf. Allez, c'est parti pour la grande traversée de Paris !

Mais pardon, quoi, pardon ? Tu ne me vois pas, crétin, parce que t'es plongé dans ton portable ! Tu as failli me foutre en l'air avec ton 4 × 4 de merde. Je me casse, avant de fracasser ton rétro et de mettre mon poing dans ta sale tronche si tu t'avises de la sortir par la fenêtre pour m'insulter. Je me souviens, quand Fredo est parti s'installer en banlieue bruxelloise, je lui ai donné six mois avant de revenir à Paris. Mais pourquoi il se serre pas à droite, lui ? J'ai eu tort. Ça fait trois ans. Il est peinard, là-bas, au calme, avec ses arbres et ses abeilles. C'est pas vrai, il est arrêté là, lui, carrément ! C'est quoi ces nouveaux travaux ? Je passe où, moi ? Il est légèrement perché, le Fredo, mais j'ai compris, maintenant, ce qu'il me disait quand il est parti : « J'adore cette ville, mais je ne veux plus y vivre. Il y a trop de sollicitations. Je n'arrive pas à canaliser mon énergie. Je suis pris dans un tourbillon. » Il a raison, on est sollicité en permanence. Et lui, il est pas dingue, avec son môme sur sa trottinette, au milieu des embouteillages ? Et mademoiselle, elle se figure qu'elle a tous les droits parce qu'elle est piétonne ? Heureusement qu'on roule à deux à l'heure, sinon elle était bonne pour l'hosto. Quelle poufiasse, en plus elle l'engueule ! Et lui qui fait le mariole sur son scoot', ça va mal finir, moi aussi, je suis pressé, qu'est-ce que tu crois, Ducon ? Non mais je rêve, là aussi ils font des trous ! Lui devant, c'est sûr, il conduit en téléphonant. Attends que je te rattrape, espèce de…

Nicolas

Attendre

Nicolas à Juliette

Paris, le 18 avril 2019

Ma Juliette,

Si je suis content que tu ailles mieux ? Le mot est faible. C'est simple, mon horizon s'est éclairci, d'un coup. Je ne pense qu'à ton retour. C'est obsessionnel.

Hier, je suis allé voir Marie. Elle regardait la télé quand je suis arrivé. L'infirmière m'a accompagné dans sa nouvelle chambre, mieux que la précédente. Elle est plus petite, mais donne sur le parc. Puisque Esther nous demande un dialogue, c'est l'occasion de te rapporter notre conversation sans queue ni tête.

— Bonjour tata, comment ça va ?

— Asseyez-vous à côté de moi, monsieur, et parlez-moi lentement. Je n'ai pas compris qui vous êtes.

— Je suis Nicolas, ton neveu, le fils de Sylvie et Claude. Tiens, je t'ai apporté des fleurs et les gâteaux que tu aimes.

— Mais non. Il est plus jeune que vous, Nicolas. À l'heure qu'il est, il doit être en classe.

Ça partait mal. J'avais envie de la serrer dans mes bras et de lui dire : « T'as raison, j'étais plus sympa quand j'étais jeune. On s'en fout de mon âge. » Elle s'est détournée pour regarder la télé. C'était un jeu débile, je ne crois pas qu'elle suivait. Dans son regard, je ne lisais rien, que du vide. Il faisait beau, je lui ai proposé d'aller se promener dans le parc. « Oui d'accord », elle a répondu d'une voix atone. J'ai pris son manteau dans son placard, et ses baskets, des Stan Smith à scratchs. L'infirmière m'avait prévenue qu'elle ne voulait que ces chaussures. Elle ne doit plus savoir faire ses nœuds. On est passés devant la réception. Elle m'a dit :

— C'est moche ici. Heureusement, je rentre chez moi ce soir.

— Je ne crois pas que tu rentres ce soir, tata. Et puis c'est pas moche, ici.

— Mais arrêtez de m'appeler tata ! Je sais ce que je dis.

Elle a perdu la mémoire, mais gardé un petit côté autoritaire. Quand nous avons été dehors, elle a attrapé mon bras.

— Maman t'embrasse. Elle viendra te voir mercredi.

Elle ne m'a pas répondu.

— Tu es bien dans ta chambre ? Il ne te manque rien ?

Silence. Puis :

— Sylvie, elle m'apporte des fleurs.

J'étais content qu'elle se rappelle les visites de sa sœur. Cela ferait plaisir à ma mère quand je le lui dirais. Elle n'a plus toute sa tête mais, physiquement, c'est un petit bolide. Dans le parc, elle courait presque.

— Moi aussi, je t'ai apporté un bouquet. Tout blanc, tu as vu ? Je sais que tu aimes les fleurs blanches.

— Vous êtes venu en voiture, c'est bien, comme ça je peux repartir avec vous.

— Ah non, tata. Je suis à scooter, pas en voiture. Tu mangeras mon gâteau au chocolat tout à l'heure ? Et tu goûteras mes petits financiers ?

— Oui. Vous êtes qui, vous ?

— Nicolas, ton neveu, le fils de Sylvie et Claude. De Bourg-en-Bresse.

— Oui, je sais bien qui tu es, Nicolas.

Elle m'a tutoyé. C'est là, je crois, qu'elle a commencé à se souvenir un peu de moi.

— J'ai eu une fille. Elle s'appelle Adèle. Elle a onze mois. On t'en a parlé, avec maman.

— Adèle… c'est pas vieillot, ça, comme prénom ?

— Euh… tu trouves ?

— Mais oui je trouve. Tu ne veux pas me raconter des choses de ta vie ? J'en ai assez, tu comprends. On est toujours à me poser des questions sans intérêt : « Et tu as bien mangé ? », « et tu as bien dormi ? », « et tu as tout ce qu'il te faut ? », mais on ne me raconte plus rien.

Je lui ai parlé du restaurant, de la brigade, des derniers plats que j'ai mis à la carte. Je lui ai rappelé qu'elle était venue y dîner avec son fils, quand on venait d'ouvrir. De sa sœur aussi, qui vivait à Paris, chez nous, pour s'occuper de sa petite-fille, que ce n'était pas facile de revivre avec sa mère à quarante ans passés, de ce que nous traversions toi et moi… J'avais l'impression qu'elle m'écoutait. Il y avait une petite lumière dans son regard. Je ne l'ai pas rêvé. Quand j'ai eu fini, elle m'a dit : « C'est parfait, tout ça. »

Nous nous sommes assis sur un banc et n'avons plus parlé. De retour à sa chambre, je lui ai donné son gâteau, à la petite cuillère. Voilà. Je donnais à manger à ma tante, qui m'impressionnait tant quand j'étais môme, sa rigueur, son exigence, l'intello de la famille, prof de fac, historienne des religions. Je serrais les dents pour ne pas pleurer.

J'ai enfilé mon blouson. J'ai eu peur qu'elle ne veuille repartir avec moi, mais elle n'y pensait plus. Je l'ai embrassée. Quand je suis sorti, elle ne s'est pas tournée, elle regardait par la fenêtre. J'étais en vrac.

N.

P-S : Je ne t'ai pas demandé à qui d'autre tu écris. Esther ?

Juliette à Nicolas

Malakoff, le 25 avril 2019

Nicolas,

J'ai eu un entretien, a priori le dernier, avec les médecins de la maternologie. Je leur ai dit qu'ils nous viraient. L'un d'eux s'est gentiment fâché. Il m'a assuré qu'Adèle et moi allons bien, que ma psychiatre continuerait de me suivre. Il m'a dit qu'à la maternologie, on soigne, on protège, mais qu'il faut faire attention à ce qu'elle ne devienne pas un cocon, dont on ne pourrait plus se passer.

On a organisé un goûter, pour fêter notre départ. Les filles ont offert des jouets à Adèle (tu as dû les voir, un ours en peluche et des cubes). Je pleurais. Le lendemain, je leur ai fait livrer des tartes et des gâteaux basques.

Je suis désolée pour Marie. Ta mère m'en a parlé, la dernière fois que je suis venue. Elle m'a dit qu'elle lui cherchait une résidence à Bourg-en-Bresse, pour être plus près d'elle, une fois rentrée. Nous irons lui rendre visite avec Adèle, tu es d'accord ?

Je suis censée écrire un dialogue, mais je ne suis pas inspirée. J'ai besoin de te parler, pas de jouer à l'écrivaine. J'y suis arrivée avec mon autre correspondante, pas Esther, Jeanne. Tu te souviens d'elle ? Une sacrée bonne femme ! Elle était prof de piano, à Lyon. Aujourd'hui, elle vit seule à la campagne, au milieu de ses animaux. Je me suis confiée à elle, c'était facile. C'est quelqu'un de bienveillant, elle m'a été d'un grand secours. Je ne sais pas si elle était bonne prof de piano, mais elle aurait fait une bonne psy. Je me suis permis de l'inviter au Camélia (elle ne mange pas de viande), lorsque l'atelier sera terminé. Tu vas bien l'aimer. Je réfléchis à un gâteau auquel je donnerai son prénom. C'est te dire comme je me suis prise d'affection !

Avant de rentrer à la maison, je vais probablement affronter quelques séances difficiles avec ma psy. Mon travail est loin d'être terminé. Après, je suis à ramasser à la petite cuillère, personne ne peut m'aider. Je ne veux pas que mes périodes d'abattement t'atteignent plus que de raison. Aujourd'hui, je suis capable de me relever, de faire la part des choses. Attends-moi, monte la garde au bout du tunnel, c'est tout ce que je te demande, mon vaillant et beau soldat.

Ma tendresse et des baisers
Juliette

Jeanne à Samuel

Verjus-sur-Saône,
le 18 avril 2019

Bonjour Samuel,

Petit monologue déprimant et gourmand.

Pourquoi sortir de mon lit ? Pour qui ? Personne ne m'attend. Rien à l'horizon, zéro perspective… Comment en suis-je arrivée là ? Seule dans une maison à la campagne. Avec mes animaux. Je suis pathétique. Je n'ai même plus le piano pour me consoler. Que mes lamentations. Je dois me lever. Un café, et advienne que pourra. Si je faisais des gâteaux ? Plein de gâteaux. C'est parti, la radio à fond. Je ne veux pas entendre si on sonne à la porte. Bam ! Paf ! Clac ! Boum ! Pan ! C'est bon de faire du bruit, de claquer les portes des placards, de foncer, comme si j'étais pressée. Faut que je fasse attention au temps de cuisson. Je me vide la tête, ça y est, je respire mieux. Treize heures, déjà. Mon dernier gâteau est au four. C'est moi, là, dans le miroir ? Cette dingue, du chocolat sur le visage, du sucre dans les cheveux, les doigts poisseux, les joues rouges ? J'ai enchaîné une crème caramel, une tarte aux pommes, une charlotte aux poires et une mousse au chocolat. Je n'attends personne, je ne sais pas qui les mangera, mais je vais mieux. Oh, cette cuisine ! Un champ de mines. Je suis folle, bonne à enfermer. Tout ça à cause d'un réveil difficile.

Je n'ai strictement rien compris à votre dialogue avec vos amis. Mais c'était une bonne idée.

Brrrr... Je me souviens parfaitement de la scène du roman d'Hemingway dont vous parlez. Vous avez trouvé le mot juste, « insoutenable ». Quel grand livre, n'est-ce pas ?

J'ai hâte de lire votre monologue...

A12C4,
Jeanne

Samuel à Jeanne

23 avril

Mon monologue : dans la tête de mon frère.

Moi, Julien, je ne parlais pas de ma mort. Je ne disais pas que j'avais peur. Ça ne veut pas dire que je n'y pensais pas. Quand j'avais trop mal, je criais « dégage ! » à Sam. Je ne regardais pas de séries, j'évitais les sorties et de penser aux filles. Quand j'avais mal, ou peur, je devenais agressif. Je détestais mon corps, qui m'avait trahi il y a longtemps, qui n'était pas à la hauteur. Parfois aussi mes parents, qui avaient fait de moi cette loque. J'essayais de ne pas leur montrer. Dans le fond je savais qu'ils n'y étaient pour rien et qu'ils auraient donné leur vie pour moi. Des fois, j'avais aussi la haine contre mon frère. Il n'était pas malade, lui, mais il se permettait de faire la tronche et de rien glander au bahut. Je pouvais être drôle. J'étais un bon imitateur. Avec le monde qui défilait à l'hôpital, j'avais de quoi faire. Il y avait les médecins, les infirmières et les brancardiers, dont certains que je connaissais depuis des années. Celle que j'imitais le mieux, c'était Florine, parce qu'elle zozotait. Quand on était gamins, ça nous faisait rire. C'était la plus sympa. Et puis le docteur Jean, avec ses tics, un cas. Quand je rentrais à la maison, j'étais heureux. À chaque fois, j'espérais que j'étais guéri, que plus rien ne m'arriverait. Si les douleurs revenaient, ou une trop grande fatigue, c'est moi qui demandais à retourner à l'hosto. Je n'avais plus ma place parmi eux. Ma mère qui ne me soignait pas aussi bien que les infirmières, que j'empêchais d'aller travailler, mon père qui paniquait dès que je dégueulais ou que la fièvre grimpait. Quand ça n'allait pas et que je m'éternisais à la maison, que j'hésitais à repartir, je me disais que les gens que j'aimais le plus au monde ne pouvaient rien pour moi, étaient incapables de me protéger et c'était atroce de penser ça, même si c'était la vérité. Ça accentuait ma solitude. La maison et l'hosto, c'étaient deux mondes différents. Le jour et la nuit. Je me demandais : « pourquoi moi ? » Il n'y avait pas de réponse, ça me mettait le moral dans les chaussettes. J'avais beau être une épave, avoir mal, j'avais la rage. J'aimais bien la fac. Bientôt j'y retournerais, c'est ce que je me disais. Je ne rattraperais pas mon retard, mais ça n'avait plus d'importance. La fac, on pouvait y aller à n'importe quel âge, ce n'était pas comme au collège et au lycée. Je reprendrais des études de lettres, j'écrirais peut-être des livres ou je deviendrais prof à la fac. C'est ça qui me tenait vivant, cet avenir que je m'imaginais, où j'avais une place à moi. Comme tout le monde.

On ne s'est pas dit adieu, avec mes parents, avec Samuel. Je ne savais pas que j'allais mourir.

Fin du monologue.

Sinon, il faut que je vous raconte la conseillère d'orientation. Pour calmer mon angoisse, je me disais que je m'en foutais, que ce serait vite plié, que j'y allais juste pour faire plaisir à mon père. Ça marchait pas. Je stressais grave. J'avais rien à lui dire, moi, à cette femme. Ça doit faire pareil quand on passe un examen et qu'on n'est pas prêt. Et puis, je ne voulais pas remettre les pieds dans un bahut. C'était pas celui où j'allais avant, j'aurais refusé. Je peux pas dire qu'elle m'a plu dès que je l'ai vue, Mme Dablon. Elle est comme j'aime pas, maigre et sèche, avec les cheveux super courts, des yeux comme des lasers. Ça n'a rien arrangé. Elle m'a dit qu'elle était là pour m'aider à voir plus clair dans mon avenir, à répondre à mes questions si j'en avais. Tout ce que je voulais lui demander, c'est combien de temps ça allait durer, je me suis retenu. Il ne fallait pas que je me la mette à dos, à cause de mon père. Au début, on a discuté de tout et de rien. Ce que je faisais la journée, les séries que j'aimais. Elle aussi, elle en regarde, *Peaky Blinders*, *Narcos*. Ça m'a étonné qu'elle me parle de ça. Elle a compris que j'étais mal à l'aise, elle essayait d'être sympa. L'atelier d'écriture, ça l'a amusée. Je voyais pas ce que ça avait de drôle. Pour moi, c'est sérieux. Je lui ai dit que c'est pas évident, d'écrire, mais que j'aime ça de plus en plus. Je lui ai parlé de vous. Que je m'étais mis à lire, aussi. Elle a voulu savoir quel genre de livres, si j'avais envie de continuer quand l'atelier serait fini. Je lui ai dit que oui, qu'il n'y avait pas de rapport entre les deux. Je ne lui ai pas parlé des livres de mon frère. Une heure après, j'étais encore dans son bureau. J'en pouvais plus. Je me demandais où elle voulait en venir, avec toutes ses questions. C'est là qu'elle a proposé de me revoir. « Nous discuterons de votre avenir, des orientations possibles, en attendant, pensez à tout ce que vous aimeriez faire dans la vie. Quelles études, quels métiers, quels sports… tout ce qui vous passe par la tête. Notez-le sur une feuille. Je vais réfléchir de mon côté. » Mais tout ce qui me passe par la tête, je vous le dis déjà à vous. Je me vois en train de lui tendre une feuille blanche. C'est comme si j'y étais. Je ne pensais pas qu'il y aurait un deuxième rendez-vous. La galère.

Plus je lis *Pour qui sonne le glas*, plus je trouve que c'est bien. Même l'histoire d'amour, elle est pas mal.

Samuel

Le samedi, Margaux fait le ménage. Elle commence par la chambre de Julien. Elle pourrait y passer l'aspirateur de temps en temps seulement mais elle ne s'y résout pas. Elle laisse la porte légèrement ouverte. Elle a découvert que Samuel venait dans la chambre de son frère. Elle ne sait pas ce qu'il y fait. En passant le chiffon sur les livres de Julien, elle s'aperçoit qu'il en manque deux. Elle se demande si Sam s'est mis à la lecture. « Ce serait étonnant, mais tellement bien. Ça voudrait dire qu'il va mieux, qu'il s'intéresse à quelque chose. » Elle est soulagée. Un peu plus tard, elle retrouve le livre d'Éric Faye dans sa commode, posé sur ses tee-shirts. Elle hésite à l'encourager et à le féliciter. Elle pourrait tout gâcher. S'il voulait que cela se sache, il n'aurait pas tenté de dérober le livre à sa vue. Elle a déjà fait suffisamment de dégâts. C'est en grande partie de sa faute si Sam est un taiseux, complexé et renfermé. La maladie de Julien l'a accaparée. Son cadet a grandi tout seul. Il n'a eu droit qu'aux miettes. Des miettes d'amour, des miettes de présence, d'attention, de soutien. Samuel a été mis de côté. Elle et Patrick ne se sont pas suffisamment occupés de lui. C'est injuste. Elle le savait, ne pouvait rien y faire. À chaque rechute de Julien, ils replongeaient dans la maladie. Plus rien ne comptait, hormis leur combat contre le cancer. « J'ai encore été nulle avec Sam », se disait-elle, découragée, quand elle annulait une sortie, oubliait de prendre des nouvelles d'un contrôle, de renouveler son inscription au basket. Depuis que Julien est mort, elle ne sait pas comment faire pour se rapprocher de lui, lui demander pardon. Un gouffre les sépare, elle en mesure la profondeur aujourd'hui, se dit que c'est trop tard. Elle n'a pas le souvenir qu'il se soit jamais plaint de leur attitude, ait jamais piqué une seule colère. Pas une seule fois pendant toutes ces années. Elle aurait préféré. Tout, plutôt que ce silence, dans lequel il s'est réfugié. Quand ils lui reprochent sa passivité, son visage même n'exprime rien.

Margaux sait mieux que quiconque combien la culpabilité abîme. Il n'y a pas mieux qu'une prison pour en étudier les différentes formes, les maux qu'elle engendre. Il y a celle qui tue à petit feu, celle qui vous ronge de l'intérieur, celle qui rend fou, appelle la violence, la mort. La sienne est double. Pour son fils disparu et pour celui qu'elle a délaissé. « La culpabilité entrave et empêche d'avancer. Moi, elle me paralyse, m'éloigne de la personne que j'aime le plus au monde », soupire-t-elle.

<u>Jean à Esther</u>

Tunis-Paris,
le 26 avril 2019

Bonjour Esther,

Voici mon monologue : Nicole, la femme du clown.

Ce que j'aime ce petit bout de ciel, au coin de ma fenêtre ! Il me donne envie d'aller me promener, de quitter cette chambre qui sent l'éponge mouillée. La même odeur d'humidité que dans certains bistrots. J'ai tout essayé pour la faire disparaître. J'ai aéré des journées entières, allumé des bougies, acheté du bois de cèdre, abusé du ventilateur. Elle a toujours fini par revenir. Quand je dis à Max : « Tu sens ? Elle est là, ce matin », il ferme les yeux, inspire fort, ne sent rien. J'ai mal dormi. Cela ne va pas s'arranger : cette semaine, le voisin est de nuit. Je l'ai entendu rentrer, vers quatre heures. Il s'est fait à manger, a allumé la radio, très bas, pris une douche, au fond du couloir… Il n'y a rien à faire, j'ai beau me dire : « Dors, pense à autre chose », je visualise chacun de ses gestes, comme si j'étais de l'autre côté de la cloison, mince comme du papier bible. Il enlève ses chaussures, se dirige vers le coin cuisine, fait couler l'eau, ouvre son placard, puis son tiroir, y prend des couverts, tire sa chaise… C'est à devenir dingue. Pourquoi mon cerveau ne m'obéit-il pas quand je lui demande de revenir ici, avec moi, et de ne plus passer son temps chez le voisin ? Les matins de fatigue, je peste contre nos deux pièces minuscules, je dis à Max que je veux déménager, que ce n'est plus possible. Il me demande où nous irions. Je n'ai rien à lui répondre. À force de geignements, il s'éternise dehors. De quoi je me plains, on n'est pas si mal ici. Les deux chambres communiquent, les toilettes et la douche communes sont propres, on profite de l'ascenseur. Sans loyer, on se fait plaisir. On va au cinéma et le week-end au buffet à volonté du chinois, aux Halles. Et Max suffit à mon bonheur. Quand il est sorti, j'en profite, parfois, pour aérer son costume de clown, le nœud papillon, le chapeau et les chaussures. Je les pose sur le lit. J'aime leurs couleurs flamboyantes, passer ma main sur le pantalon en velours vert, la veste en coton et feutrine rouge, le chapeau, sur lequel j'ai cousu des gros tournesols. Si nous avions eu des enfants, Max aurait fait le clown pour eux, puis pour nos petits-enfants. J'entends l'ascenseur qui s'arrête au cinquième. Ce sont eux qui rentrent.

Jean

Jean s'imagine qu'Esther est petite, brune, les cheveux au carré, visage pointu et un peu sévère, des lunettes. Un physique agréable, sans plus. Peu importe puisque cette Esther-là est une Esther de son invention. Il retrouve son premier mail, avec les photos des membres de l'atelier. Juliette ressemble aux descriptions de Nicolas. Une jolie femme. Le visage carré, brune, les cheveux en pagaille, des yeux noirs, d'épais sourcils. Esther Urbain ne figure pas dans le trombinoscope. Quand elle leur a demandé s'ils préféraient qu'elle leur fasse ses retours par téléphone ou par mail, il a choisi le mail, pour des raisons pratiques. Il le regrette. Au téléphone, au moins, il aurait entendu sa voix. Il cherche une photo d'elle sur Internet, sur le site de C'est à Lire, sa librairie, tape « Esther Urbain » dans Google, puis « François Perceval et Esther Urbain », « Fille de François Perceval ». Il trouve des images de l'écrivain, dont les cheveux avaient semble-t-il blanchi prématurément, mais rien sur sa fille. Elle n'est pas sur Facebook ni sur Twitter ou Instagram. Sur la toile, elle n'existe pas. Sur quelques photos de François Perceval, à l'arrière-plan, on aperçoit une même femme, brune aux cheveux courts, mais rien ne dit que c'est elle. Sur les réseaux sociaux, il n'y a qu'une Esther Urbain, une délicieuse enfant qui explique sur YouTube, dans une vidéo datée de 2017, « comment être soi ».

Esther à Jean

Lille, le 2 mai 2019

Pour Jean

« J'aime et je déteste », mon monologue facile.

J'aime la neige. Je déteste les parapluies.

J'aime les manteaux et les vestes rouges. Je déteste les filles trop maquillées ou trop apprêtées. J'aime *Buste de femme*, une sculpture de ma mère que j'ai installée dans ma chambre. C'est ma mère qui veille sur moi. Je déteste les musiques folkloriques. J'aime Bach et Bowie. Je déteste faire la queue. J'aime les dahlias, ils me rappellent mon grand-père. Je déteste les fleurs bleues et les bouquets ronds. J'aime tellement d'écrivains. Je déteste les clients « c'était mieux avant », qui ne lisent que des classiques. J'aime les frites au maroilles et l'ananas. Je déteste les endives au jambon, encore plus les gens qui s'étonnent qu'on ne les aime pas : « Mais comment ça se fait ? C'est tellement bon quand c'est bien préparé. » J'aime mes parents. Je déteste mes parents. On ne devrait pas avoir le droit de mourir comme ça. J'aime les gens qui aiment les silences. Je déteste la musique dans les restaurants. J'aime la gentillesse. Je me déteste quand je fais semblant de ne pas avoir vu le SDF assis sur le trottoir. J'aime les gens qui doutent. Je déteste les extrémistes, de tous bords. J'aime regarder l'album photos où je suis avec mes parents. Je déteste la mélancolie quand elle me rend visite alors que je ne lui ai rien demandé. J'aime Chopin et The National. Je déteste les voix mièvres. J'aime avoir raison. Je déteste les radins. J'aime les gens courageux. Je déteste ceux qui se défilent. J'aime les westerns. Je déteste les comédies musicales. J'aime Jean Echenoz, je déteste les *feel good books*. J'aime le Douanier Rousseau et Nicolas de Staël. Je déteste les gens qui, dans les musées, photographient les tableaux sans les regarder. J'aime l'idée qu'un jour, je ferai un grand voyage au Japon. Je déteste l'odeur des chiens mouillés. J'aime la radio. Je déteste la télé. Je m'aime quand je fais preuve d'indulgence. Je déteste les gens qui mangent la bouche ouverte. J'aime Edward Elgar et Benjamin Biolay. Je déteste les histoires d'amour qui finissent mal. J'aime le brouillard. Je déteste les paquebots de croisière. J'aime le mauvais temps.

Esther

Jean à Nicolas

Paris, le 2 mai 2019

Bonjour Nicolas,

Voici mon monologue : dans la tête de mon père.

J'ai entendu : « Oh ! Tu sais, ton père, il est bien partout », avant qu'elle rejoigne sa chambre et referme la porte derrière elle. Au début, je n'ai pas compris à qui elle parlait, Jean ou Pierre. Elle a réapparu quelques minutes plus tard, furibarde : « Non, mais de quoi je me mêle ! », « Comme si je ne m'occupais de rien », « Après tout ce que j'ai fait pour lui, je suis bien récompensée, tiens. » Quand je lui ai demandé pourquoi elle était en colère, elle m'a répondu : « C'est Jean, il m'a hurlé dessus. Il ne comprend pas pourquoi nous vendons Honfleur alors que tu aimes cette maison. Moi, je ne compte pas, bien sûr ! »

Je n'ai rien dit. C'est sans importance. Bientôt je serai mort. Ce qui m'intrigue, c'est la réaction de Jean. Elle ne lui ressemble pas. Il est trop tard pour changer sa mère. Mon fils n'est pas un crétin, il le sait bien.

Si je pouvais revenir cinquante ans en arrière, je ferais différemment. Je nous imagine, plus jeunes, quelque temps après que nous nous sommes rencontrés. Nous sommes au restaurant. Elle est assise en face de moi. Elle me fait une remarque désobligeante, encore une, une de trop. Je me lève, tape un grand coup sur la table et hurle : « C'est non ! Tu ne me parles plus comme ça. » Ou même : « Tu me fais chier ! » Je savoure la stupeur et la colère sur son visage. Elle soutient mon regard, hésite à répondre. Baisse les yeux sur son assiette. Bien sûr, ça ne s'est pas passé ainsi. J'ai cédé à ses caprices, encaissé ses reproches et ses récriminations sans me révolter. Le nez dans l'assiette, c'était le mien. Je trouvais que j'avais de la chance qu'une femme comme elle s'intéresse à un type comme moi. Elle était ravissante. Et quelle classe ! Des yeux très bleus, des cheveux blonds et longs, une bouche pulpeuse, une voix douce, une taille fine… elle était mon idéal féminin. Je n'avais rien d'un don Juan. À vingt-sept ans, je perdais déjà mes cheveux, j'avais des kilos en trop, je détestais mes doigts boudinés, ils me complexaient, et mes dents jaunies par le tabac. Je fumais comme un pompier. Des brunes. Quand cette princesse, la reine des allumeuses, fronçait les sourcils, la moue boudeuse, quand, de colère, elle croisait les bras sur sa poitrine, je riais. Je trouvais cela charmant, triple idiot que j'étais. Elle s'est montrée comme elle était, dure et snob, dès notre premier rendez-vous. Je la voulais pour moi. J'avais l'argent pour l'acheter. Son mauvais caractère ne m'inquiétait pas. Nous serions heureux ensemble, avec le temps, elle s'adoucirait, s'épanouirait. Je n'avais pas envisagé que, très vite, elle me mépriserait. Encore moins que je serais incapable de lui tenir tête. « Ce n'est plus possible, il faut que je lui parle », « Elle ne peut pas me traiter comme cela devant les enfants, c'est inacceptable » : j'ai ruminé ces phrases des centaines de fois. Les jours, les mois, les années ont passé sans que rien change. Je ne sais pas pourquoi. Les premières années par peur de la perdre, mais ensuite ?

Je dois avouer que cela me fait plaisir que Jean se soit soucié de moi et ait crié sur sa mère. C'est vrai, j'aurais bien gardé la maison à Honfleur.

Jean

Nicolas à Jean

Paris, le 5 mai 2019

Ma lettre « dix ans plus tard ».

Salut Jean,

Le 15 février 2019, il y a dix ans jour pour jour, j'envoyais ma première lettre à un inconnu. Toi. « C'est absurde, c'est complètement con, cet atelier », voilà grosso modo ce que je me disais en t'écrivant, je peux te l'avouer maintenant. Ces échanges forcés m'en rappelaient d'autres, avec mon correspondant allemand quand j'avais quinze ans. Mais je n'avais pas le choix, tu le sais, je ne vais pas te refaire l'historique. Je ne le regrette pas. Juliette est revenue et j'ai gagné un pote. Je me suis demandé comment je pouvais célébrer nos dix ans d'amitié et de collaboration. T'inviter au Camélia, soit. Et quoi d'autre ? T'écrire, évidemment ! C'est l'occasion de te dire combien je suis heureux que nous nous soyons rencontrés. J'apprécie les moments que nous passons ensemble. Et sans toi, *La Différence a du bon* n'aurait pas vu le jour. OK, j'ai dû te pousser, mais nous y sommes parvenus. Je me connais, si tu ne m'avais pas épaulé, je ne serais pas allé au bout de l'aventure. Un restaurant et deux épiceries, c'est pas beau, ça ? On a inséré quinze personnes handicapées. Tu te rends compte ? Oui, évidemment que tu te rends compte. J'ai l'enthousiasme bavard, et ça ne date pas d'hier. C'est plus supportable à l'écrit. Tu as vu comme moi ces gamins gagner en autonomie, s'épanouir dans le travail. Avec moi, tu ne gagnes pas un rond, mais c'est mieux que le pognon, une réussite pareille, non ?

Allez, je retourne à mes fourneaux. Je suis en train de concocter un nouveau plat autour de la fadeur : sauterelles et fourmis bio, herbe du jardin, mousse de soja.

À plus dans le bus,
Nicolas

Jeanne à Juliette

Verjus-sur-Saône,
le 29 avril 2019

Juliette,

Nous attendons tous quelqu'un ou quelque chose. J'attends ma fille. Le jeune Samuel attend que ses parents le regardent. Vous attendez de vous sentir prête à rentrer chez vous. Je suppose que Nicolas attend votre retour. Esther aurait pu nous poser cette question : « Qu'attendez-vous ? »

Votre conversation avec votre père m'a beaucoup plu. Merci.

Il faut que je vous raconte quelque chose. Depuis des années, j'ai un abonnement à l'opéra de Lyon. En septembre dernier, j'ai hésité à le renouveler. Je dois prendre ma voiture pour y aller, Lyon est à trente kilomètres de chez moi, je suis fatiguée quand je rentre, l'abonnement n'est pas donné… Un jour où j'étais probablement très en forme, je me suis rebellée. Que m'arrivait-il ? Ne savais-je plus conduire ? Étais-je malade, fatiguée ? Non. J'ai compris que le premier piège de la vieillesse, c'est le renoncement. Nous sommes moins motivés, devenons plus craintifs, paresseux, nous abdiquons. Il suffit d'un rien. Nous nous recroquevillons, rentrons doucement mais sûrement dans notre coquille. Le mouvement est presque imperceptible, mais il est réel. Lutter contre la vieillesse est un combat de tous les jours, que nous pouvons mener tant que nous sommes en bonne santé. J'ai donc fait une liste de mes petites capitulations, passées jusque-là inaperçues. Le constat est accablant. J'organise moins de dîners, je vais moins au cinéma, je ne sais plus ce qui sort en classique et en jazz, je change moins souvent mes draps et, par fainéantise, me lave les cheveux avec un shampoing qui ne leur convient pas (oups, pardon Juliette, de partager un peu de mon intimité avec vous). Je poursuis mes recherches. Je vais en découvrir d'autres, des capitulations. Vous rendez-vous compte que j'ai failli renoncer à l'un de mes loisirs les plus chers, les concerts ?

Ce matin, j'ai fait une grande promenade avec Luc, qui tient le bistrot du village. J'aime son côté chien fou et sa générosité. En ce moment, il tente de convaincre le maire et les habitants d'accueillir des migrants au village. Il y a des logements vacants, plaide-t-il, des commerces fermés faute de repreneurs et de clients, les viticulteurs peinent à trouver de la main-d'œuvre, les personnes âgées ont besoin d'assistance. Je lui dis de creuser son projet, de l'écrire, de le chiffrer, mais il ne le fait pas.

J'espère qu'un jour, vous viendrez me voir. Nous irons nous balader. Quand nous aurons grimpé au sommet de ma colline, je vous ferai découvrir un point de vue sans pollution visuelle, lotissements ou zones commerciales. Que des vignes, des bois, des villages et l'horizon à perte de vue. Je serais ravie de venir à Paris et de dîner au Camélia.

Amitiés,
Jeanne

Juliette à Jeanne

Malakoff, le 6 mai 2019

Bonjour Jeanne,

À l'heure qu'il est, vous avez dû terminer la liste de vos renoncements, y mettre bon ordre. J'ai bien compris qu'il ne fallait pas baisser la garde quand on commence à vieillir. J'espère que plus tard, je serai aussi tenace que vous.

Comme je vous l'ai écrit, mes parents vivent dans un lotissement. J'imagine que ces zones résidentielles standardisées ont un petit quelque chose de rassurant. J'ai été étonnée qu'une fois à la retraite, ils décident d'acheter un pavillon dans la campagne trouvillaise plutôt que de rester dans le centre-ville. Ils m'ont vanté la sécurité, la proximité des voisins, la cuisine aménagée, le petit jardin qui demandait peu d'entretien, le garage sous la maison, tellement pratique, la « suite parentale avec dressing et douche à l'italienne ». Ils se sont payé un home cinéma. Je n'aime pas plus que vous les lotissements. Mais je comprends mes parents, qui pensent avoir fait une affaire (les « frais de notaire » étaient gratuits, prétendument), se fichent que leur maison ait du cachet ou qu'elle soit identique à celles de leurs voisins. Ils ont choisi la couleur des volets (bleu ou beige), de la cuisine (rouge ou blanche) et la teinte du parquet (clair ou foncé). Ils n'en demandaient pas plus. Mieux, ils n'en demandaient pas tant. Ils se sentent bien dans leur pavillon. Ils le trouvent pratique et confortable.

Je vais mieux. Quand je suis avec mon bébé, je n'ai plus peur de mal faire. J'arrive à lui parler, à lui sourire sans me forcer, sans trembler de tout mon corps. Je lui dis qu'elle est merveilleuse, que je suis fière d'elle. Je lui parle de ses yeux bleus, les mêmes que ceux de son père, de ses cheveux noirs, les mêmes que ceux de sa mère. Elle ne saura pas s'ils étaient ceux de sa grand-mère ou de son grand-père maternel, et alors ?

Le soleil se lève, Jeanne ! C'est aussi grâce à vous.

Amitiés,
Juliette

P-S : J'ai oublié d'adresser ma dernière lettre à Esther. Auriez-vous la gentillesse d'en faire une copie et de la lui envoyer ? Merci d'avance.

Jean a du mal à s'atteler au dernier exercice, à se projeter dans dix ans. Pour ne pas froisser Esther, il fait un effort. Mais il trouve l'idée ridicule. Il écrira la même lettre à ses deux destinataires. Ce sera toujours ça de gagné.

Dans quelques jours, il déjeune avec les deux fondateurs de Téléphonie et Digital, pour leur annoncer qu'il les quitte. Les semaines suivantes seront consacrées à son avocat et à la séparation. Depuis qu'il a pris sa décision, il ne pense à rien d'autre. Sa démission est l'événement le plus stupéfiant et le plus exaltant qui lui soit arrivé depuis longtemps. Son futur se résume à ce départ. C'est vertigineux. Il s'est promis de n'en parler à personne tant que les tractations n'auront pas abouti. Après ? Un grand rideau noir lui bouche la vue. Enfin, pas tout à fait. Quand l'atelier sera terminé, il dînera au Camélia. Il se réjouit d'avoir fait la connaissance de Nicolas. Dix ans, au moins, les séparent, ils ne se ressemblent pas, n'ont aucun point commun ; sous plein d'aspects, ils sont des frères ennemis, mais ils s'estiment. Beaucoup. Jean se demande s'ils ont eu de la chance ou s'il en est de même pour tous, si les relations épistolaires incitent à ce point à la confidence et à la sympathie. Si tous n'ont pas fini par trouver du plaisir à correspondre, affinités naturelles ou pas. Les lettres ont-elles ce pouvoir, de créer un lien particulier entre ceux qui les écrivent ? Que se serait-il passé si Nicolas et lui s'étaient rencontrés lors d'un dîner ? Nicolas aurait grogné dans sa barbe de hipster : « C'est qui, ce connard ? C'est tout ce que je déteste. » Et leur amitié serait mort-née. Avec Esther, c'est différent. À moins d'un heureux hasard, il n'y a aucune raison qu'ils se revoient. Et pourtant. Sur le papier, Esther lui plaît. Il ne sait pas comment il va faire, mais il veut la voir, lui parler. « Tout compte fait, mon futur proche est assez excitant. »

Horizons

Jeanne à Samuel

Verjus-sur-Saône,
le 30 avril 2019

(Voici ma lettre « dix ans plus tard »)

Cher Samuel,

Je vous souhaite une belle année 2029. Que de chemin parcouru depuis nos premières lettres ! J'ai eu un mal fou à poster celle-ci, les bureaux de poste se font rares. Vous qui doutiez tellement de vous, vous avez trouvé votre voie. Vous voyez, Samuel, qu'on ne sait jamais ce que la vie nous réserve. On croit maîtriser le cours des événements, présents et à venir, mais lorsqu'on se retourne, on constate que le chemin n'est pas tout à fait, ou pas du tout, celui que nous avions, au choix, envisagé, rêvé ou redouté. Vous avez commencé à mettre un pied devant l'autre le jour où vous avez fait le deuil de votre frère et arrêté de culpabiliser. Profitez-en. Mais n'imaginez pas que votre succès est acquis, que les choses sont installées pour de bon. Elles ne le sont pas. Si vous vous en donnez les moyens et si c'est ce que vous souhaitez, vous connaîtrez d'autres grandes satisfactions, d'autres mauvaises surprises aussi. On ne voudrait que les premières, mais elles ne vont pas sans les secondes. C'est le prix à payer. Ne baissez pas la garde, je n'ai pas d'autre conseil.

Jeanne

Samuel à Jeanne

8 mai

Jeanne,

J'ai revu Mme Dablon. Je n'avais rien préparé. Je n'aime pas penser à mon avenir parce que je n'ai envie de rien. C'est bizarre et flippant, de ne s'imaginer nulle part. Elle n'a pas eu l'air étonné que je vienne les mains vides. Elle me conseille de passer mon bac par correspondance. Elle dit que ce n'est pas facile de réviser seul, mais qu'on est suivi et que j'ai les capacités pour y arriver, que c'est une question de volonté. Je vais réfléchir.

Ma lettre « dix ans plus tard ».

L'autre jour, je suis passé voir mes parents. Je ne sais plus comment c'est venu dans la conversation, mais on a parlé de Julien. On s'est avoué qu'on avait de plus en plus de mal à se souvenir de son visage. Il a suffi de douze ans, c'est pas beaucoup, pour qu'il devienne flou, qu'on en oublie les détails. Comme le son de sa voix. Ma mère ne pleure plus avant de s'endormir, c'est mon père qui me l'a dit. De toute façon, je ne suis plus là pour l'entendre.

Là où je vis, au bord de la mer, je me tiens éloigné des nouvelles, petites et grandes. J'ai choisi cet endroit exprès, parce qu'ici c'est possible. Je fais tout pour que rien ne m'atteigne. Je n'y arrive pas tout à fait. Je vois bien que notre Terre est en train de crever. La couleur sale du ciel se confond avec celle de l'horizon. C'est le même gris partout, qui nous empêche de voir, qui pique les yeux et la gorge. Le même qu'après un incendie, sauf que ce gris-là, le vent ne le disperse pas. Je l'appelle le gris catastrophe. La mer dépose de plus en plus de détritus. Certains matins, elle donne l'impression qu'elle ne va plus y arriver, qu'elle va se figer, d'un coup. C'est sa façon à elle de nous dire qu'elle jette l'éponge et de nous planter là, nous et nos merdes. Je sais déjà la phrase que je prononcerai, quelques minutes avant que la mer meure : « Tiens, c'est bizarre, on n'entend plus le bruit des vagues. » Nous aurons vécu cette période-là, où il n'y a plus d'espoir, de retour en arrière. Le mal est fait. Il est trop tard pour le réparer. Vous croyez qu'il reste des coins que les hommes n'ont pas salis ?

C'est sûrement la dernière lettre que je vous envoie. Ils vont définitivement supprimer les boîtes aux lettres dans quelques jours. C'est pas plus mal, parce que ça a été une vraie galère de trouver un timbre. Quand j'ai demandé, on m'a regardé bizarre. Pas grave puisqu'on se voit bientôt.

Samuel

<u>Nicolas à Juliette</u>

Paris, le 30 avril 2019

Juliette, voici mon monologue.

C'est mon amour.

Elle me réveillera à nouveau à l'aube parce qu'elle mourra de faim et que je devrai fissa m'occuper du petit déjeuner. Je me retournerai sous les draps, j'enfouirai ma tête dans ses cheveux et je poserai, ô délice, une main sur ses fesses. L'hiver, quand nous serons abrutis de fatigue, elle se blottira contre moi dans le canapé. Nous regarderons une série à la télé. Je râlerai contre son jogging informe et ses grosses chaussettes de laine. Elle sera belle quand même. Elle cassera encore de la vaisselle, pestera contre mes chaussures sur lesquelles elle aura buté au milieu de la nuit. Elle me rappellera à juste titre que je fais de la cuisine, pas une thèse de philosophie. Je m'enthousiasmerai sur ses derniers pains. Elle me tirera par la manche pour m'empêcher de bondir sur le connard que je suis condamné à croiser jusqu'à la fin de mes jours. Elle m'engueulera parce que je n'ai pas commencé le dernier roman qu'elle a adoré, alors que je le lui avais promis. Je ferai la gueule parce qu'elle est encore partie avant l'heure et que je déteste me réveiller sans elle. Dans l'avion, le train ou la voiture, en partance pour de longues vacances, elle me dira en m'embrassant : « Qu'est-ce que je suis contente ! » Elle dansera seule au milieu du salon, la musique à fond, je la regarderai, je la trouverai sexy, tellement sexy. Elle continuera à me demander, quand je m'y attends le moins : « Tu ne trouves pas qu'on a beaucoup de chance ? » Elle attendra ma réponse comme si notre vie en dépendait. Comme si elle me posait cette question pour la première fois.

N.

Juliette à Nicolas

Malakoff, le 8 mai 2019

Nicolas,

Mon monologue :

Je me demande comment j'ai perdu mon corps. Je me regardais, nue, dans la glace. Sans plaisir ni désagrément. Un corps étranger, qui se tenait à bonne distance. Ce n'était plus le mien. Drôle de sensation. Pas d'agacement, pas de fierté. Il avait perdu toute consistance, sa chair, sa densité. J'étudiais mes seins, mes jambes, ma chatte, mes fesses. Et ? Rien. Je rappelais à moi le souvenir de mes anciens complexes, de mon petit ventre dès que je me laissais aller, de mes épaules que je n'aimais pas, de mes incisives qui se chevauchaient. Ils ne me concernaient plus. Je prenais soin de mon corps. Je connaissais les gestes. Je lui donnais à manger, le lavais, l'habillais, le réchauffais, il ne m'appartenait plus. Depuis que j'étais tombée malade, je ne me souciais plus du regard des hommes, de mon corps comme objet de désir, source de plaisirs.

Lorsque j'ai commencé à aller mieux, mon corps a suivi, au même rythme. Il a retrouvé des couleurs, de la densité, des formes. Il a réapparu, dans sa beauté et ses imperfections. Je le regardais, le touchais, le caressais, le sentais. Il est devenu moins fantomatique.

Contre les médicaments, la chimie, ma libido n'avait pas pesé lourd. Elle est de retour. Sa fougue et son impétuosité me ravissent. Ma vie de nonne, recluse dans son cagibi, est derrière moi.

Je me demande comment j'ai fait pour retrouver mon corps.

Juliette

Jean à Esther et Nicolas

Bruxelles-Paris,
le 7 mai 2019

Esther et Nicolas,

Dix ans plus tard :

De ma fenêtre, je vois le soleil se coucher. Je ne pense plus à la pollution, à l'air suffocant. J'oublie le silence, la solitude qui emprisonne, les robots qui ont forcé nos portes, les puces qui ont colonisé nos corps. J'oublie que mes faits et gestes sont enregistrés, analysés, stockés. J'oublie que tout cela est arrivé très vite. J'oublie que je ne crains plus rien, que je suis protégé. J'oublie mes alertes, mes données sanitaires, géographiques, psychologiques, les écrans partout. J'oublie que j'ai vendu mon âme au diable, ma liberté contre la sécurité. Je me souviens des arbres, des plaines infinies, des grands cerfs dans la neige, des lacs à la surface tranquille, de la luminosité des ciels, des chauves-souris qui plongeaient dans la remise, des rivières vues d'avion, qui traçaient un sillon net et parfait à travers les terres immenses. J'oublie que l'Histoire a été kidnappée. Je me souviens de nos talons sur la terre gelée, de nos bâtons qui cassaient la glace, de la mer vierge de nos erreurs, des surprises que nous réservait la vie, de ses mystères aussi, des dimanches désœuvrés à Paris, des feuilles mortes gorgées d'eau, d'une femme fière de son métier de remmailleuse. De nous, lorsqu'il était encore possible de sauver la Terre et notre peau. De moi, qui m'étais juré de ne pas devenir un vieil imbécile. J'ai soixante-trois ans. Je ne regrette rien. Tout cela a existé et je l'ai connu.

Jean

Esther à Jean

Lille, le 11 mai 2019

Dix ans plus tard.

Cher Jean,

En rangeant des cartons, je suis tombée sur notre ancienne correspondance. Je ne sais pas si vous y repensez de temps à autre. Moi, souvent. Quelle idée avais-je eue de lancer un atelier d'écriture ! Je joue les étonnées, mais j'en garde un souvenir ému.

J'ai lu le dernier roman de votre fille. Il m'a plu. Qu'en avez-vous pensé ? Je le vends bien, toutes choses égales par ailleurs. Vous n'êtes pas sans savoir que nous avons de moins en moins de lecteurs. Les temps sont durs, mais vous rappelez-vous ce que je vous disais, à l'époque ? J'aime toujours mon métier.

Ici, la canicule fait des ravages. Pendant que les ventilateurs brassent l'air brûlant, j'étouffe, je rêve de pluie verglacée et de monts enneigés. J'aurais dû installer la climatisation. Sur les étals des marchés, les fruits et légumes font peine à voir, les arbres meurent de soif, l'eau est rationnée, la municipalité n'a pas planté de fleurs dans ses jardins, cette année - à quoi bon, il n'y a plus d'insectes. Les autorisations de rouler en ville sont de plus en plus restrictives, j'ai du mal à me faire livrer.

Que de contraintes ! Mais que faire ? Où aller ? La Terre est une vaste rôtissoire.

Il y a deux semaines, Nicolas et Juliette sont venus, nous avons dîné ensemble. Nicolas a visité de nouvelles propriétés viticoles dans la région et goûté des vins. Si j'avais pu imaginer qu'un jour la campagne lilloise serait couverte de vignes ! Il m'a dit qu'il vous avait vu dernièrement, que vous alliez bien. Je suis vexée : lui a de vos nouvelles. Il paraît que vous avez acheté de nouveaux champs d'oliviers en Croatie et que votre huile a encore remporté un prix. Je ne manque pas de la chercher dans les épiceries.

Je ferme la librairie les deux premières semaines d'août et, comme d'habitude, j'ai oublié de réserver, pour mes vacances. Si nous partions tous les deux ? En Norvège ? En Suède ? En Islande ? Au Groenland ?

Esther

Jeanne à Juliette

Verjus-sur-Saône,
le 9 mai 2019

Pour Juliette, monologue

Je pense à Hadrien quand je fais des listes. Acheter nourriture Robert et Alfred.

Pourquoi ? Que serions-nous devenus ? Aurions-nous fini par nous lasser ? Par nous chamailler ? Par nous détester ? Pourquoi j'aime faire des listes ? Livres Sacha. Comme si j'allais oublier, comme si je n'avais pas tout mon temps. Bicarbonate de soude. Je devrais faire la liste de tout ce qui serait différent s'il était encore là. Je souffrirais moins du manque, qui me prend par surprise, ne fermerais pas les yeux en priant, pour sentir son souffle dans mon cou et ses bras me serrer fort, une dernière fois. Je me regarderais plus souvent dans la glace, je trouverais que je vieillis plutôt bien. Je n'écouterais pas la musique à fond, il détestait cela. Je serais plus sereine. Acheter balai. Commander planches enclos. Je n'aurais pas repeint l'un des murs du salon en « India Yellow », mais en blanc. Je ferais encore l'amour (enfin, je crois). Appeler Darmian refuge Villeurbanne. Mes fenêtres ne seraient pas en aussi piteux état. Nous n'habiterions plus ici, il n'aurait pas supporté les lotissements. Carottes/pommes/Sopalin. Je ne parlerais pas toute seule. Je fermerais la porte des toilettes derrière moi. Je tirerais la chasse d'eau, à chaque fois. J'aurais moins peur de tomber gravement malade. Doctolib ophtalmo. Tél. Diane et les Fontanel pour dîner maison (24 ou 30 ?) + garage. Je n'irais pas boire un café tous les matins chez Luc. Répondre devis barrière. Le soir, je ne chercherais pas à trouver le sommeil en m'imaginant qu'Hadrien est sorti et que bientôt il rentrera. Je n'aurais pas baissé les bras avec Aurélie. Je partirais en vacances. Double clés ? Je ne me serais pas inscrite à cet atelier. Je n'aurais pas écrit un monologue.

Amitiés,
Jeanne

Juliette à Jeanne

Malakoff, le 14 mai 2019

Pour Jeanne,
Monologue sur un rendez-vous manqué.

En me réveillant, à l'aube, je ne pense qu'à une chose, rentrer chez moi. Il y a urgence. Qu'est-ce que je fais là ? Dans ce cagibi, sans ma famille. Je prends mon sac, balance mes vêtements dans ma valise et me voilà partie. Mais cela ne se passe pas comme ça. Je dois apprendre à anticiper, réfléchir aux conséquences de mes actes. Ce qui arrive était inévitable. Je suis devant la porte de mon immeuble, comme paralysée, plantée sur le trottoir avec ma valise. Est-il judicieux de débarquer sans les avoir prévenus, alors qu'ils dorment encore ? Surprise, surprise, c'est moi ! Je ne pouvais pas penser à tout ça avant ? Je ferai quoi, une fois que j'aurai franchi la porte ? Je réveillerai Nicolas ? J'agirai comme si de rien n'était ? Je préparerai le petit déjeuner ? Je m'occuperai d'Adèle, qui se mettra à pleurer, réclamera son père, ou Sylvie ? Tous les trois ont leurs habitudes, que je ne connais pas, ou mal. Un chien dans un jeu de quilles, voilà de quoi j'aurai l'air. Une étrangère, chez moi. Bon sang, je refuse d'assumer un truc pareil.

Je reste là, tétanisée, à fixer nos fenêtres, à me faire croire que j'hésite encore, mais c'est foutu. Je comprends, à cet instant précis, qu'avant de rentrer, je dois écrire à mes parents. Je ne sais pas pourquoi, quel est le lien, mais je n'y couperai pas. Tant que je ne l'aurai pas fait, la boucle ne sera pas bouclée.

Je n'avais pas remarqué que Sylvie avait mis des géraniums aux balcons. C'est joli. Je sens que je vais me mettre à pleurer. Je voudrais redevenir celle que j'étais, capable de prendre des décisions sans en faire une montagne. Je me déteste. Je suis devenue une petite chose peureuse. Il faut que je parte. Je ne veux pas que la gardienne ou le kiosquier me voient avec ma valise, je ne saurais pas quoi leur dire. Si j'avais laissé mon cerveau en mode veille et n'avais pas paniqué au dernier moment, je serais maintenant chez moi. Mais il est trop tard. Taxi !

Juliette

Voyages

Samuel à Jeanne

11 mai

Bonjour Jeanne,

Je sais que je vous ai écrit il y a à peine trois jours, mais il fallait que je vous raconte. Au bout de la dernière étagère, mon frère rangeait ses guides touristiques. Il y en a trois, les trois sur le Japon. Je ne les avais pas remarqués jusque-là. Hier matin, je les ai feuilletés et me suis rendu compte que Julien les avait lus de la première à la dernière ligne. Il avait entouré le nom des temples, des musées, des rues, des îles. Tous les endroits qu'il aurait visités s'il y était allé. Enfin, j'imagine. C'est vrai qu'il lisait beaucoup de romans japonais. Vous verriez ces guides, on dirait qu'ils sont à quelqu'un qui va là-bas tous les ans. À mon avis, c'était son secret. Il devait se dire que s'il guérissait, il ferait le voyage. À la fin, il y a un lexique avec des mots en japonais. Il en a entouré certains. Peut-être qu'il les connaissait et qu'on ne le savait pas. Dans un des guides, j'ai trouvé un article, que Julien avait découpé dans un journal, « Le téléphone qui parlait aux morts ». C'est un truc de ouf, je vais essayer de vous le résumer, parce que ça m'a donné une idée. Au Japon, dans la région de Tohoku, le tsunami de 2011 a englouti vingt mille personnes, dont la moitié des habitants du village d'Otsuchi. Un type, Itaru Sasaki, y a installé une cabine téléphonique. Les fils de son téléphone ne sont reliés à rien, c'est pour ça qu'on l'appelle la cabine du vent. C'est lui qui l'a construite dans son jardin, après la mort de son cousin d'un cancer. Pour continuer à lui parler. Puis, il y a eu le tsunami, qui lui a pris son meilleur ami. Le jour où ils ont retrouvé son corps, deux mois plus tard, il est allé dans la cabine pour lui parler. Les autres habitants ont commencé à venir dans la cabine, à l'imiter, avec leurs propres morts. À leur écrire aussi, parce qu'il a mis à leur disposition un « cahier du téléphone ». Il en est au onzième tome. Il y a des photos dans ces carnets. Des journalistes ont signé des articles sur cette cabine et des étrangers qui veulent parler ou écrire à leurs proches ont fait le voyage. Le correspondant de *L'Obs* écrit que « le téléphone du vent, c'est une sorte de poste restante pour l'au-delà ». Ils ont enregistré les gens dans la cabine, en ont fait un documentaire. Un vieil homme à son épouse : « Il fait froid, aujourd'hui, mais tu n'as pas froid là où tu es, je l'espère. Reviens bientôt. Tout le monde t'attend. Je vais construire une maison au même endroit pour nous. Mange. Sois vivante. Quelque part. N'importe où. Je suis si seul. » Un père à son fils mort : « Cela fait cinq ans depuis la catastrophe. Si cet appel te parvient, écoute-nous. Parfois, je ne sais pas pourquoi je vis. Laisse-moi t'entendre dire "papa". » Ces histoires m'ont donné envie de chialer. Il paraît qu'au Japon, les vivants parlent aux morts, les fantômes donnent des signes aux vivants, franchissent les frontières. Les Japonais, ça les fait pas flipper comme nous. J'aime cette idée.

Quand j'ai fini de lire l'article, j'ai regardé la date. Ça m'a fait froid dans le dos. C'était trois semaines avant la mort de Julien. J'ai passé la nuit à cogiter, puis j'ai pris une décision. Le soir, mes parents m'attendaient pour le dîner et je leur ai tendu les pages. J'avais la voix qui tremblait, je n'étais pas à l'aise, je me sentais très con, mais il fallait que j'aille au bout. « C'est un article que j'ai trouvé dans sa chambre dans l'un des guides sur le Japon. Regardez quand il a été écrit. J'aimerais bien qu'on aille là-bas tous les trois. Je crois que c'est ce qu'il voulait. »

Je n'ai pas réussi à prononcer le prénom de mon frère. C'est débile. C'est le genre de blocages, avec mes parents, qui me bouffe la tête. Ce voyage, c'est pour ça. Pour qu'on se retrouve tous les trois, peut-être, et qu'on arrive à se dire les choses. À parler de Julien, à se rappeler les bons moments sans s'effondrer. Qu'on passe à autre chose, aussi. C'est mon père qui a pris l'article. Ma mère s'est levée pour se rapprocher. Ils l'ont lu ensemble, elle debout, penchée au-dessus de lui. Mon père a terminé avant elle. Il n'a rien dit, s'est levé et est allé s'enfermer dans la salle de bains. Sans un regard pour moi. Ma mère pleurait, elle s'essuyait tout le temps les yeux, les larmes la gênaient pour lire. Je savais que s'ils disaient non, ce serait pas pour une question d'argent. Ils ne comprendraient pas, refuseraient d'entrer dans mon délire (il faut bien dire que c'en est un) ou auraient peur de ce truc morbide. Ils sont pas riches, mes parents, mais ils dépensent pas beaucoup et nos vacances coûtaient pas cher. On allait chez mes grands-parents maternels en Dordogne, c'était tout. On n'osait pas voyager à l'étranger, à cause de Julien. Mon père est ressorti de la salle de bains. Lui aussi avait pleuré. Il m'a regardé : « Si ta mère est d'accord, on peut partir cet été. Margaux ? » Elle m'a regardé, m'a souri : « Un voyage au Japon avec mes hommes, je ne demande pas mieux. Elle est où exactement, cette cabine ? Tu nous fais voir les guides ? »

Je me suis demandé si les hommes de ma mère étaient deux ou trois. Ce serait logique qu'ils soient trois.

Samuel

<u>Jeanne à Samuel</u>

Verjus-sur-Saône,
le 16 mai 2019

Cher Samuel,

J'ai regardé sur Internet à quoi ressemble la cabine téléphonique. Elle est jolie, avec son toit vert et ses murs blancs. Je vous imagine à l'intérieur… Wouah ! Vous avez fait preuve d'un sacré courage en proposant ce voyage à vos parents. Vous allez partir avec eux et ensuite, vous passerez votre bac. Je l'espère, vous en êtes capable.

Logiquement, cette lettre est la dernière que je vous envoie dans le cadre de notre atelier. Si vous souhaitez que nous continuions à nous écrire, j'en serais très heureuse. Racontez-moi au moins votre périple au Japon. Vous me parlerez de la cabine du vent. J'espère de tout cœur avoir de vos nouvelles.

La vie vous attend, Samuel. Vous avez compris qu'il faut parfois être courageux, audacieux, pour obtenir ce que l'on veut. Tenez-vous debout dans la lumière.

Jeanne

Les semaines qui ont suivi, elle a attendu la réponse de Samuel. En vain. Dès la fin de l'atelier, il semblerait que le jeune homme ait posé son stylo, rangé ses nappes en papier et oublié Jeanne. Elle est déçue. Elle se demande s'il ne lui a pas écrit pendant trois mois que parce qu'il n'avait pas le choix. Non, se raisonne-t-elle, c'est impossible. Il n'était pas obligé de lui raconter sa dernière initiative. Elle aurait aimé poursuivre leur correspondance, qu'au moins, il lui dise au revoir. « C'est la dernière lettre que je vous envoie », lui a-t-il écrit dans sa lettre « dix ans plus tard ». Cette phrase ne relevait donc pas de la fiction.

Jeanne à Juliette

Verjus-sur-Saône,
le 17 mai 2019

Bonjour Juliette,

Selon le souhait d'Esther, je devrais me transporter en 2029. Je ne le ferai pas. J'ai soixante-sept ans et il y a des perspectives plus réjouissantes que d'imaginer ma vie à l'aube de mes quatre-vingts ans. Le temps passe vite, je n'ai aucune envie de l'accélérer. Au mieux, je serais diminuée, au pire, malade ou morte. Vous parlez d'un programme ! À trop retourner dans le passé ou se projeter dans le futur, on risque de se casser la figure. Profitons du présent. Traquer mes petits renoncements du quotidien et tenter d'y remédier me suffit.

Je suis contente que vos parents soient heureux dans leur pavillon. Je ne me permettrais pas de leur en faire le reproche. C'est aux professionnels que j'en veux. S'ils faisaient un effort, construisaient des maisons de caractère en respectant le paysage, vos parents s'y sentiraient encore mieux. Poser ses yeux sur des arbres plutôt que sur un local poubelle, entendre le bruit des oiseaux plutôt que celui des voitures, habiter une maison que l'on trouve jolie et qui ne ressemble pas trait pour trait à celle du voisin, c'est bon pour le bien-être.

Cette semaine était la dernière de notre atelier. J'espère que vous m'écrirez quand même votre lettre « dix ans plus tard ».
Je voulais vous remercier de m'avoir fait confiance. J'espère que nous aurons l'occasion de nous voir. Je vous accueillerai avec plaisir. Je suis certaine qu'Adèle sera bien, ici. Venez tous les trois ou toutes les deux, comme vous préférez. J'ai largement de quoi vous loger. Je ne vous embête pas davantage.

Jeanne

<u>Juliette à Jeanne</u>

Malakoff, le 21 mai 2019

Dix ans plus tard.

Chère Jeanne,

Depuis ma dépression il y a onze ans, je vis dans le présent avec une conscience, une acuité inédites. D'avoir connu l'épouvante me fait apprécier chaque moment de bonheur et en décuple la nostalgie dès qu'il prend fin.
« Maman, à quoi tu penses ? » me demande Adèle quand elle me voit rêvasser. « À rien de spécial mon ange, je suis un peu fatiguée. » C'est faux, je pense à l'effroi,

quand je croyais ma mort imminente et la sentais rôder autour de moi. J'ai survécu. Depuis, ma vie a revêtu d'autres couleurs, pris une autre consistance. Plus dense, plus solide. Je suis vivante, mais je sais à quoi ressemble la mort ou, plutôt, la terreur qu'elle déclenche quand elle nous frôle et ricane à notre oreille. Et ce goût de métal dans la bouche, le corps qu'on ne maîtrise plus, les jambes qui se dérobent, les mains qui tremblent, l'esprit qui se noie. Je ne pourrai pas oublier. Personne n'est préparé à une telle expérience. Personne n'en ressort indemne.

Ce matin, de notre balcon, Nicolas et moi regardions Adèle partir au collège, pour son premier jour de rentrée. Sur le trottoir, elle s'est arrêtée, a levé la tête, a souri, nous a soufflé un baiser, avant de se retourner et de disparaître au coin de la rue. J'ai refermé la fenêtre. Nous nous sommes regardés. Il m'a prise dans ses bras. Je l'ai embrassé, lui ai dit que je l'aimais. Nous pensions aux mêmes choses et n'avions pas besoin de nous les dire. À Adèle, notre fille unique, à Michel Legrand, à mes parents, aux siens, à ce par quoi nous étions passés. Et aussi au café qui nous attendait dans la cuisine. Et moi, ne me demandez pas pourquoi, au mur de Berlin.

Mes amitiés,
Juliette

P-S : Arrêtez de penser que vous m'embêtez. Si c'était le cas, j'aurais arrêté de vous écrire. Merci pour votre invitation. Et vous, quand venez-vous à Paris ?

Le 22 mai

Maman et papa,

Je vous demande pardon. Je vous connais pourtant assez pour savoir que vous êtes inquiets. Ce qui m'est arrivé, une dépression du post-partum, je ne le souhaite à personne. Je suis censée vous dire que je vais mieux, que je n'ai pas vécu tout cela pour rien, que je suis plus forte. Mais je ne vous le dirai pas. Parce que je préfère celle que j'étais avant. Pour devenir celle que je suis, j'ai dû affronter trop de souffrances.

Je n'aurais pas pu vous voir en pleine tourmente. Ç'aurait été trop douloureux. Je n'avais rien à vous reprocher, je n'ai rien à vous reprocher. Mais vous m'auriez renvoyée à ma naissance. C'était suffisant pour que je veuille vous garder loin de moi. Je ne pouvais ajouter du chaos au chaos. J'en suis désolée, car vous n'y êtes pour rien.

J'ai mal vécu ma grossesse et l'arrivée d'Adèle. Avec elle, ma naissance sous X a refait surface. Elle a pris toute la place. Pour la première fois de ma vie, je me suis effondrée à cause de cette « mère » (comme j'ai du mal à considérer cette femme comme ma « mère » !) qui ne m'a pas laissé un mot, un objet, une lettre d'adieu en m'abandonnant. Adèle me renvoyait à ce passé. J'étais incapable de m'occuper d'elle, de l'aimer, de la protéger. Je ne dormais plus, ne mangeais plus. Tout en l'aimant, je me suis mise à haïr mon bébé.

Plus rien ne sera jamais pareil.

Grâce à vous, j'ai eu une belle enfance. La meilleure qui soit. J'ai eu de la chance. Beaucoup de chance.

Savoir que vous attendiez mon retour à la maison pour revoir Adèle parce que, comme vous l'avez si joliment dit à Nicolas, « c'est notre façon à nous de dire à Juliette qu'on l'aime et qu'on l'attend », a (beaucoup) aidé à ma guérison. Je n'ose imaginer ce que cela vous a coûté.

J'ai tellement, mais tellement envie de vous serrer dans mes bras, de vous embrasser.

Je vous aime.

Juliette

Le silence règne dans l'appartement. Juliette soulève sa valise pour ne pas la faire rouler sur le parquet. La porte de la chambre est entrouverte. Nicolas dort. La lumière passe à peine à travers les volets. C'est une nuit noire et sans lune. Nicolas lui tourne le dos. Il dort profondément, elle le devine à sa respiration, lourde et régulière. Elle se tient debout à côté du lit. Elle ôte ses vêtements lentement, l'un après l'autre, le corps tremblant, sans quitter Nicolas des yeux. Elle s'allonge auprès de lui, plaque ses seins contre son dos, noue ses jambes autour des siennes, caresse son visage, ses cheveux, son torse, son ventre, son sexe. Nicolas attrape sa main, l'embrasse, la respire dans le creux de sa paume. Il se retourne, son souffle caresse son visage, il reconnaît son odeur, romarin dans les cheveux, rose et santal sur la peau. Il perçoit dans l'obscurité ses yeux grands ouverts, son large sourire, sent son cœur, qui bat à tout rompre. Il a tant attendu ces secondes-là.

nico-esthover@free.fr, juju-esthover@free.fr, jeanne.dupuis5@laposte.net, jean.beaumont2@orange.com, samsam-cahen@free.fr

Objet : la fin de notre atelier

Bonjour à tous,

Ce mail signe la fin de notre atelier. J'espère qu'il vous a satisfaits, que vous avez perçu vos progrès au fil des semaines. J'ai éprouvé un grand bonheur à lire vos lettres. Je vous le dis sincèrement, je ne m'attendais pas à vivre un moment aussi fort. Tous sans exception, vous avez joué le jeu, donné beaucoup de vous. Une question est revenue à plusieurs reprises, au téléphone ou par courrier : avez-vous eu de la chance en tombant sur les bons correspondants ou auriez-vous vécu une relation épistolaire différente mais tout aussi intense avec d'autres, le fait de s'écrire dans le cadre d'un atelier incitant mécaniquement à bien s'entendre ? Je ne sais pas. Je dirais seulement, maintenant que je vous connais un peu, que oui, nous avons tous eu de la chance. Mais pas que.

Nous avons, là encore sans exception, été attentionnés, nous nous sommes fait confiance. Ce n'est pas rien dans la réussite d'un atelier consacré à l'écriture épistolaire. Il y a eu des désaccords, des frictions, des vexations, mais ils ont été gérés avec intelligence. Nous avons été sincères. Cela a été notre plus grand atout.

Je vous remercie d'avoir cru en mon projet fou. J'espère de tout cœur qu'il vous a donné envie de continuer à écrire aux gens que vous aimez, même s'ils vivent à deux pas de chez vous.

Esther

Je suis allée chercher Raphaël à la gare. J'avais hâte qu'il arrive. Ce week-end n'avait pourtant rien de réjouissant. Il venait m'aider à trier les affaires de mon père. Je n'allais pas faire de son appartement un sanctuaire. Il était temps que j'avance. « Il faut que je le vide et le mette en vente. Toute seule, je n'y arriverai pas. » Raphaël avait accepté sans la moindre hésitation. Pia avait gentiment proposé de nous aider mais j'avais refusé. Je ne savais pas si je tiendrais le coup, comment j'allais supporter tout cela.

J'avais réservé une table chez Bloempot. Nous y sommes allés directement, après la gare. Raphaël me trouvait anxieuse. Je lui ai confié que mon atelier d'écriture venait de se terminer et que j'étais sans nouvelle de Jean. Je m'en voulais de ne pas lui avoir mené la vie facile dans mes courriers. Il m'avait écrit qu'il se sentait seul et songeait à s'évaporer. Nous évoquions le sujet sur le ton de la plaisanterie mais plus les jours passaient et plus je prenais sa foucade au sérieux. Raphaël trouvait cette histoire d'évaporés totalement loufoque. Il a ri : « C'est quoi, ces conneries ? » Je suis montée sur mes grands chevaux. Chiffres à l'appui (je les ai oubliés depuis), je lui ai parlé de ce phénomène, courant au Japon. « J'ai peur pour lui », ai-je avoué. Il a gardé le silence, puis m'a dit ceci : « Cet homme te plaît, c'est évident. Tant mieux, même s'il m'a l'air d'avoir pété un boulon. Ce que je comprends aussi, c'est que maintenant, depuis la mort de ton père, tu as peur pour les gens que tu aimes. Qu'ils disparaissent brutalement. Il faut que tu arrêtes avec ça. » Je lui ai rétorqué qu'il exagérait les choses, qu'il se trompait. Il m'a souri.

Le lendemain, nous nous sommes levés tôt, avons pris un petit déjeuner pantagruélique, comme nous en avions l'habitude, café, oranges pressées, tartines, beurre demi-sel, confitures, miel, carrés de chocolat noir, œufs brouillés, muesli. Nous sommes partis pleins comme des outres. J'avais prévu cartons et sacs-poubelle en grand nombre. Je n'étais retournée chez mon père qu'une fois depuis sa mort, pour récupérer mes lettres. C'était un bel appartement, fait de vastes et grandes pièces lumineuses, de beaux meubles XVIIIe. Il avait du goût. Le parquet grinçait sous chacun de nos pas. J'avais bien fait de dire non à ma fille. Chaque objet ou presque me rappelait un souvenir et déclenchait chez moi un torrent de larmes. Malgré mon chagrin, j'ai été d'une redoutable efficacité. Je serrais les dents et procédais à un tri impitoyable. D'un côté ce que je jetais, de l'autre ce que je donnais à Emmaüs. Un déménageur passerait dans la semaine pour emporter les statues de ma mère chez un ami qui les stockerait à Dunkerque, dans une grange attenante à sa maison. La plupart des pièces étaient monumentales. Ma mère sculptait des corps de femmes aux seins généreux, aux cuisses larges, aux fesses rebondies. Ses hommes étaient des Hercule aux muscles saillants, à la poitrine solide et au sexe, il n'y a pas d'autres mots, proéminent. Des statues de facture classique et d'autres d'une formidable contemporanéité. Ses gros chats magnifiques et inquiétants faisaient penser aux félins du Japonais Miyazaki. Je comptais en rapatrier deux dans mon appartement. J'en ai offert un à Raphaël, son préféré. Je me suis demandé comment l'art de ma mère aurait évolué si elle avait vécu. J'ai insisté auprès de Raphaël pour qu'il prenne tout ce qui lui ferait plaisir. C'est étrange, mais il n'a emporté que le paquet de cigarettes qui traînait encore sur le bureau de mon père, des Marlboro Red. Et une photo dans sa bibliothèque. Sa mère et mon père sont assis dans une barque. Ils regardent l'objectif en riant. Lui doit avoir dix ans, elle, huit. Je lui ai confié les albums photo. Je lui ai dit que je les reprendrais plus tard, quand je pourrais les regarder.

Le soir, nous avons dîné chez moi, puis sommes allés boire une bière à Wazemmes. Je lui ai parlé de Samuel. Dans une de ses lettres, il écrivait que débarrasser la chambre de son frère mort avait été une épreuve plus douloureuse encore que l'enterrement. C'était une vie qui disparaissait en quelques heures, qu'on enfouissait dans des cartons, qu'on refermait avec du gros scotch. Je comprenais mieux ce qu'il avait ressenti, cette fulgurance qu'on oublie vite, sauf à se flinguer : l'insignifiance de nos vies. Et la vanité de l'homme, qui croit qu'elles ont de l'importance.

Se voir

Jean n'a plus donné de nouvelles à Esther après sa dernière lettre, datée du 7 mai, il y a un peu plus d'un mois. Depuis, lui et son avocat négocient pied à pied les conditions de son départ de Téléphonie et Digital. Il n'a pas appelé pour la remercier. Ni après le message qu'elle lui a laissé. Il aime le timbre de sa voix. Il l'a écouté plusieurs fois. Il n'a pas compris qu'elle s'inquiétait. Il a pensé qu'elle lui téléphonait pour lui dire au revoir.

Jean veut voir Esther, rien d'autre n'a d'importance. S'il n'y arrive pas, il s'enfermera dans son appartement, dormira tout son saoul, avalera des somnifères pour étirer son sommeil au maximum et advienne que pourra. À Lille, il a réservé trois nuits à l'hôtel Clarance. C'est exactement ce dont il a besoin ce matin, monter dans un train, quitter Paris. Avant de rencontrer Esther, il veut pouvoir l'observer à sa guise. S'il va à la librairie, il prend le risque qu'elle le reconnaisse. Elle a sa photo. « Mon vieux, à cinquante-trois ans, c'est pathétique. Tu n'as rien trouvé de mieux que de jouer à cache-cache ? » se morigène-t-il, une fois installé dans le TGV. Il triche. Au contraire, ce petit jeu du « pas vu pas pris » le réjouit et l'excite.

Après avoir déposé sa valise à l'hôtel, il visite la ville. Il tentera sa chance demain. Il dîne seul dans un estaminet bruyant et sympathique. Il est moins séduit qu'Esther par les frites au maroilles. Il est heureux d'avoir tout son temps, de marcher où bon lui semble, sans but.

Cette nuit-là, il dort d'un sommeil agité. Le soleil le réveille tôt. Il a décidé de se mettre au running. Ses bonnes résolutions. Il enfile un short, ses Asics toutes neuves et va courir dans le parc de la Citadelle. Sa course est lamentable, bien pire que prévu. Il se trouve une circonstance atténuante : la chaleur, accablante. Il achète les journaux en rejoignant son hôtel, se douche et prend son petit déjeuner dans la chambre. Il entre l'adresse de la boutique sur son portable et quitte l'hôtel. Il a hâte. Au moins apercevoir Esther à travers les vitres de sa librairie. Savoir à quoi ressemble cette drôle de fille, à qui il a raconté sa vie pendant trois mois, la nuit, dans des avions.

La devanture est bleu canard. L'enseigne « C'est à Lire » en lettres jaune curry. Jean ne s'éternise pas devant. S'il reste immobile sur le trottoir d'en face, il va se faire remarquer. Le soleil l'empêche de voir à l'intérieur. Il va attendre Esther square Dutilleul, où elle a l'habitude de déjeuner. S'il a de la chance, elle viendra. Lui qui devait relire plusieurs fois son agenda pour se rappeler ses rendez-vous se souvient de tout ce qu'elle lui a dit sur elle, tous les détails. Il ne se fait pas d'illusions. Dans son imagination, Esther a un visage, un corps, une allure, une carnation, des habits sans doute très éloignés de la réalité. Mais il la reconnaîtra. Elle s'installera sur un banc, ouvrira un livre. Et il saura. En attendant, il flâne dans le quartier et dans le jardin public. Il découvre l'aulne vert des régions subalpines et le chêne rouge d'Amérique, s'étonne de voir ces plantes succulentes dans une ville du Nord. Jean choisit un point un peu à l'écart, d'où il peut surveiller toutes les allées et venues. Vers midi quinze, elles se font plus nombreuses. Des couples, des grappes de filles joyeuses et bavardes, des mères avec enfants, deux garçons studieux, des hommes d'affaires qui mangent leur sandwich à toute vitesse, les yeux rivés sur leur portable, mais pas de femme seule avec un livre. Il y en a bien une, mais trop jeune pour que ce soit Esther. Jean n'espère plus. Il envisage de retourner à la librairie, lorsqu'elle traverse la rue, se dirige vers le square. Impossible de ne pas la remarquer. Elle est grande et mince, son visage de madone est semé de taches de rousseur. Ses cheveux roux et longs retombent sur sa veste rouge. Elle porte un jean et, insolite par cette chaleur, des bottes à talons en cuir noir. Elle marche d'un pas décidé, droit sur Jean. Elle bifurque au dernier moment, s'assied sur un banc juste derrière le sien. « Cette femme est là pour dévaster le cœur de types comme moi », songe-t-il, sans oser se retourner. Elle n'est pas du tout comme il l'imaginait, mais il est sûr que c'est Esther. Tout lui revient. Les cheveux roux de sa mère, son goût pour les vestes rouges, son refus de prêter attention aux prévisions météorologiques. « Je compte jusqu'à cent vingt et je me retourne, décide-t-il. Si la femme aux cheveux roux et aux bottes de cuir incongrues est en train de lire, c'est que c'est elle. » Alors, il se lèvera et ira vers elle.

Jeanne reçoit un colis de Juliette. Avec un mot : « Bonjour Jeanne, voici en avant-première ma dernière gourmandise. J'espère que le transport ne l'aura pas abîmée. C'est la Brioche Jeanne, feuilletée aux raisins blancs confits, noix grillées et cappuccino, croûte légèrement caramélisée.

Je suis rentrée chez moi. Juliette »

Comme tous les matins, Nicolas consulte le cahier de réservations. Il y repère le nom de Jean Beaumont. Une réservation pour deux personnes, ce soir, vendredi 20 septembre. Début mai, les deux hommes ont mis un terme à leur correspondance sans se dire au revoir. Juliette est rentrée. Et Nicolas n'a plus pensé à Jean. Jean a négocié son départ, pris un train pour Lille. Et oublié Nicolas. Pendant ses vacances à Noirmoutier, cet été, Nicolas s'est promis qu'il appellerait Jean pour l'inviter au Camélia. La rentrée est bien entamée et Nicolas ne l'a toujours pas fait. C'est trop tard, de toute façon, Jean a pris les devants. Le chef a coutume de venir saluer ses clients en fin de service, mais pour lui, il fait une exception. À vingt heures trente précises, Nicolas est prévenu de son arrivée. La ponctualité de Jean ne l'étonne pas. Il quitte ses cuisines et le rejoint à la réception. Il l'imaginait plus grand. Ils se sourient de loin, un peu gênés et émus. Ils pensent la même chose. Qu'il est aisé de se confier par écrit à un inconnu, mais que c'est beaucoup moins facile dans la vraie vie.

Nicolas serre la main de Jean, lui assène une grande tape dans le dos : « Qu'est-ce que je suis content de vous voir ! » Sur les photos, il n'avait pas remarqué que les yeux de Jean étaient aussi bleus. La femme qui l'accompagne se retourne pour lui faire face. Il la connaît... C'est Esther.

Esther et Jean ont pris le menu dégustation. Ils n'ont pas goûté à son je-ne-sais-quoi de printanier, asperges vertes, oursins, tarama-citronnelle, plus de saison.

Le lendemain, au petit déjeuner, Nicolas rit tout seul.

— Qu'est-ce qui t'arrive ? lui demande Juliette.

— Tu te souviens, je t'ai dit que Jean avait réservé au Camélia, hier. Devine avec qui il est venu ?

— Aucune idée.

— Avec Esther !

— Esther, de l'atelier ? Ils sont ensemble ?

— Oui. Depuis trois mois. Il est allé la voir à Lille, et bing !

— C'est bien, non ?

— C'est génial, tu veux dire. Tu aurais vu ma tête quand j'ai compris, tu aurais ri comme eux. Tout compte fait, je n'aurai pas connu Jean Beaumont déprimé. Ils nous invitent à Lille. Ça te dit ?

— Oui, j'aimerais bien. Tu n'as pas entendu Adèle ? Je vais voir si elle est réveillée. Il s'est installé à Lille ?

— Non. Ils font pas mal d'allers-retours, entre Lille et Paris, mais c'est surtout lui qui bouge, il ne bosse plus.

— Elle dort encore. Tu as pu discuter ?

— Oui. Ils ont attendu que je ferme.

— C'était sympa ?

— Très. Il y a eu quelques minutes de gêne, mais qui n'ont pas duré. Je ne le connaissais pas avant, Jean, mais j'ai l'impression que le fait d'avoir arrêté de travailler et d'être tombé amoureux l'a métamorphosé. C'était quand même le type qui te plombait la journée en une seule lettre. Comme dit Esther, « ça prouve que Jean a un certain talent ».

— Vous avez reparlé de l'atelier ?

— Oui. Je lui ai dit que Jeanne était venue passer un week-end à Paris et qu'on l'avait invitée au Camélia. Elle était très contente pour elle. Elle pense que Jeanne souffre de la solitude, contrairement à ce qu'elle veut bien faire croire. Elle m'a rappelé qu'on n'avait pas écrit nos lettres dix ans plus tard. Elle ne veut pas comprendre qu'on trouvait ça bizarre de continuer à s'écrire alors que tu étais revenue.

— Elle va refaire un atelier ?

— Ah, je ne lui ai pas demandé. Mais elle aimerait réunir nos lettres et les proposer à un éditeur, si on est d'accord. Selon elle, nous sommes, ce sont les mots qu'elle a employés hier soir, de « sacrés énergumènes ». Elle dit que l'atelier a eu des conséquences notables sur nos vies à tous.

— Tu accepterais, toi ?

— Pourquoi pas. Et toi ?

— Ouh là là… Je ne sais pas.

La cabine du vent

15 septembre

Bonjour Jeanne,

Je suis rentré du Japon. On est partis avec mes parents le 18 août, les vols étaient un peu moins chers après le 15. Quand mes parents ont vu le prix des voyages, même avec deux escales, j'ai cru qu'ils allaient changer d'avis et qu'on ne partirait pas. Et puis si. C'était top ! On est arrivés à Tokyo, où on est restés quatre jours. Un ancien collègue de mon père nous a logés. Il habitait un peu loin des coins sympas et à voir, on a fait pas mal de bus, mais quand même, c'était cool. C'est la ville que j'ai préférée. Mes parents ont plus aimé Kyoto. J'ai adoré les restaurants à comptoir tournant, ma mère aussi. On est montés tout en haut des tours, on a visité le quartier électrique, fait les grands magasins, les boutiques *kawaii*, les game-centers, visité des parcs, des temples et un cimetière. Pour le cimetière, ma mère y tenait. Une semaine avant de partir, elle ne savait rien du rapport que les Japonais ont avec leurs morts, mais en cherchant des adresses sur Internet, elle est tombée sur des blogs qui parlaient de ça. Il n'y avait plus moyen de l'intéresser à autre chose, même si elle ne nous en disait rien. Elle m'a avoué après, dans un cimetière à Kyoto, qu'elle aime bien l'idée que les vivants parlent avec leurs morts, les petites statues vêtues de rouge à qui on fait des offrandes, qui sont un peu partout dans les cimetières et qui veillent chacune sur un mort. Il y a des autels, des lanternes, des tours avec des cloches, des plaquettes en bois où on écrit ses prières. C'est un peu con ce que je vais vous dire, mais je trouve ça très… vivant. Dans leurs cimetières, on respire pas que le malheur. On est triste évidemment, mais apaisé, aussi. On a envie de croire aux esprits, aux signes. Pour ça, ma mère et moi, on se ressemble, on aime bien cette idée des morts avec un pied dans la vie. En France, on veut bien pleurer nos morts, se souvenir d'eux, nettoyer leurs tombes, mais faut pas qu'ils viennent nous déranger, ça nous fout la trouille. Mon père nous accompagnait, mais c'était pas trop son truc. Après, on est partis à Kyoto en train, un super TGV, qu'ils appellent Shinkansen. On avait loué un appartement, grâce à l'ami de mon père. Il n'était pas grand, mais chouette. On s'est dit qu'on voudrait bien le même à Villejuif. En tout cas, on va essayer de se faire une déco un peu à la japonaise. Mon père a adoré visiter les temples. Moi, j'en ai eu marre assez vite. C'est beau mais quand on en a vu deux, c'est toujours pareil. Avec mes parents, plus les jours passaient et moins c'était tendu, même si on ne parlait pas de Julien. De peur que l'un de nous se mette à pleurer et que le voyage soit gâché. À notre façon de nous parler, on devait parfois donner l'impression d'étrangers qui faisaient connaissance. Un matin, je leur ai dit que je voulais passer mon bac par correspondance. Ils ne m'avaient posé aucune question sur les rendez-vous avec Mme Dablon. Je me demandais même si mon père n'avait pas oublié. Je crois que je leur ai annoncé ça pour me donner de l'importance, pour qu'ils soient contents de moi. Je sais que c'est nul, mais en fait, c'est devenu une réalité une fois que je l'ai dit. Et alors l'idée m'a plu, tout de suite. Eux, je crois que j'aurais pas pu leur faire plus plaisir. Mon père m'a dit qu'il avait des collègues qui pourraient m'aider.

Puis il a fallu partir à Otsuchi. C'est pour ça qu'on était venus, mais je crois que chacun de notre côté, on trouvait l'idée débile, finalement. On n'a pas osé se le dire, alors on a repris un train.

En arrivant, on a visité un peu, mais on pensait qu'à ça, Julien, le téléphone du vent. On a demandé notre chemin. Il faisait très chaud, mais il y avait du vent. Je montrais les photos de l'article et les gens m'indiquaient sans hésiter le sommet d'une colline, un peu plus loin. Je marchais devant mes parents. Soudain, elle a été là, devant moi. C'était bien elle, toute blanche avec son toit vert, plantée en pleine campagne. J'ai vu le vieux téléphone noir posé sur l'étagère, le cahier à côté. Ma mère est arrivée derrière moi, elle a regardé la cabine et ri nerveusement. Elle a levé la tête vers le ciel. Il y avait des nuages. Mon père a fait le tour de la cabine, puis il m'a dit : « C'est quand même incroyable, ce téléphone au milieu de nulle part. Je ne sais pas ce que tu veux faire tout de suite, Sam. Moi, il va me falloir un peu de temps avant d'y aller. Je vais m'asseoir dans un coin… tiens, là-bas, et je vais la dessiner. » On l'a regardé s'éloigner. On était contents que la cabine lui donne envie de dessiner. J'ai demandé à ma mère si elle voulait y aller en premier. Je savais qu'on n'irait pas ensemble, on n'était pas prêts. C'était trop difficile, on était trop pudiques, on avait gardé nos distances trop d'années pour être capables d'un truc pareil, parler d'une seule voix à un mort et mélanger nos larmes. Elle m'a dit : « Non, toi, vas-y si tu veux. Mais si tu préfères attendre, pas de problème, on a la journée devant nous. Moi, je ne veux pas gâcher ce moment. » Je n'ai pas osé lui demander ce qu'elle entendait par là. Ce qui ferait que son passage dans la cabine serait réussi ou raté. J'étais prêt. À ma manière. À dire les choses sans réfléchir avant. Je suis entré dans la cabine et j'ai fermé la porte derrière moi. J'ai deviné que mes parents me regardaient. Je leur ai tourné le dos, j'ai fermé les yeux. Ça sentait le bois, l'herbe, l'humidité. J'ai décroché le téléphone, l'ai collé contre mon oreille. Bien sûr, Julien n'allait pas se mettre à me parler. J'ai repensé à ceux qui témoignaient dans le journal. Il y en avait un qui disait : « Laisse-moi t'entendre dire "papa". » Un autre : « Je veux entendre vos réponses, mais je n'entends rien. » On espérait tous, mais on savait qu'on aurait le silence en retour. N'empêche, il y avait une drôle d'atmosphère dans cette cabine. Peut-être à cause de tous ces gens qui se recueillaient ici, dans cet abri qui accueillait l'espoir et la douleur, la vie et l'au-delà, les mots qu'on confiait à nos morts. Je vous jure que c'est vrai. Tout le monde pouvait le ressentir.

Peut-être que si mes parents n'avaient pas été à côté, j'aurais pleuré. J'avoue, je me suis retenu. Mais je lui ai parlé, à Julien. C'était le bordel dans ma tête.

« Tu vois, on a fait le voyage. En venant jusqu'ici, on t'a emmené. J'espère que j'ai bien compris et que c'est ce que tu voulais. Je lis tes livres et je les remets comme ils étaient quand j'ai fini. T'étais dur avec moi, tu sais. Mais je comprends. J'aurais sûrement été pareil si j'avais chopé le cancer. Il y a quand même des moments où on était bien tous les deux, tu te rappelles. Chez papi et mamie, j'ai des bons souvenirs. Nos cabanes, nos parties de cache-cache et de foot avec papa. La piscine quand ils ouvraient les toboggans, les histoires avec maman. J'aimerais que tu me fasses un signe, pour me dire que tu es bien, là où tu es. Ou mieux, fais-le aux parents. J'ai décidé que je ne me sentirai plus coupable de ta mort. Il n'y a pas de raison. Je suis sûr que tu es d'accord avec ça. Maintenant, je vais t'écrire un mot dans le cahier. Enfin, c'est pour toi et pour les parents, aussi. »

J'ai écrit : « On va apprendre à vivre sans toi. À trois au lieu de quatre. Tu vas me manquer toute ma vie. »

Je suis sorti. C'était fini.

Mon père dessinait. Ma mère m'a rejoint. Je lui ai dit que j'avais mis un mot dans le cahier du téléphone et qu'elle pouvait le lire. Elle m'a demandé si cela m'avait fait du bien. Je lui ai dit que oui. Elle m'a souri. Elle est entrée dans la cabine à son tour. Elle a pris le combiné. Je suis allé m'asseoir sur le banc, j'ai regardé le paysage. Je me sentais apaisé. J'aurais bien voulu voir le propriétaire de la cabine, mais il n'est pas venu. Ma mère est restée longtemps, au moins vingt minutes. Quand elle est sortie, elle est venue s'asseoir à côté de moi, on ne s'est pas regardés. Elle a pris ma main, l'a posée contre sa joue et m'a dit merci. Je me suis retourné. Mon père était dans la cabine, en train de coller son dessin dans le cahier. Il avait pris son scotch avec lui. Il avait tout prévu, en fait. Je crois qu'il n'a pas essayé de parler à Julien. Il est ressorti tout de suite, m'a dit que je pouvais aller voir le dessin si j'en avais envie. Alors j'y suis retourné. Il avait dessiné la cabine, avec les arbres autour. J'étais à l'intérieur, mais pas tout seul. Julien se tenait derrière moi et me serrait dans ses bras. Il nous avait habillés tous les deux pareil, avec les vêtements que je portais ce jour-là. On souriait. La différence entre nous deux, c'est qu'il avait insisté sur les contours de ma silhouette, tandis que ceux de Julien étaient plus flous. Il y a une photo de nous deux petits, où nous posons dans la même position. Je l'avais oubliée. Je me suis demandé où elle était passée. Ma mère n'avait rien écrit. J'ai photographié le dessin avec mon portable.

Avant de partir au Japon, j'ai failli emporter un roman de Julien d'un auteur japonais. Je trouvais ça logique, mais j'ai respecté ce que je m'étais dit, les lire l'un après l'autre de gauche à droite. Alors je suis parti avec *Le Monde selon Garp*, de John Irving. J'ai lu la scène de l'accident dans l'avion du retour, quand Garp est dans la voiture avec ses deux fils, Walt et Duncan. Walt meurt. Duncan n'a plus de frère. J'y ai vu un signe.

J'espère que vous allez bien.

Samuel

REMERCIEMENTS

J'ai particulièrement envie de remercier Éric et Lou. Et aussi Anne-Marie, ma marraine, Geneviève Metge et Florentine Rey, écrivaines et animatrices d'ateliers d'écriture à Lyon chez Paragraphe. Nathalie Gonzalez, pour son soutien. Enfin, ma très chère éditrice, Caroline Lépée.

Le témoignage cité à la page 68 est extrait du livre *Tremblements de mères. Le visage caché de la maternité* (éd. L'Instant présent).

L'article « Le téléphone qui parlait aux morts » cité à la page 294 est tiré de *L'Obs* (14 juin 2019).

La question « Contre quoi vous défendez-vous ? » est extraite de *Garçon, de quoi écrire* de Jean d'Ormesson et François Sureau (éd. Gallimard/Folio).

De la même autrice
aux éditions Calmann-Lévy :

Comme d'habitude, 2017
Battements de cœur, 2019
Mon acrobate, 2022
Bernard Pivot : le goût des autres (coécrit avec Agnès Pivot), 2024

CÉCILE PIVOT
EST AU LIVRE DE POCHE

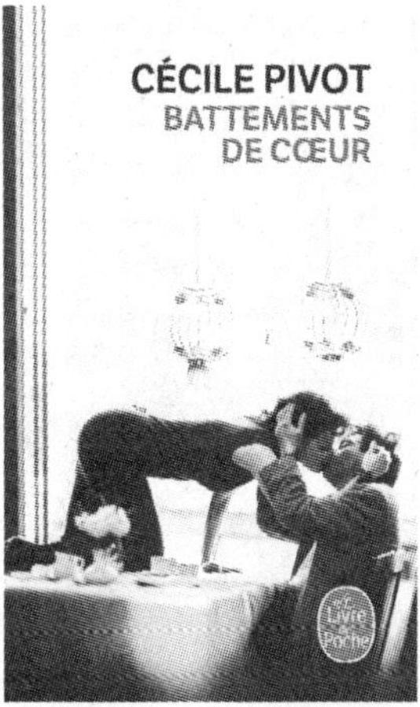

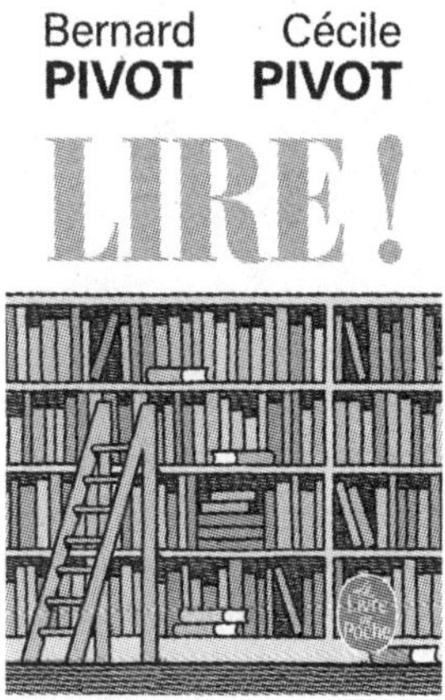

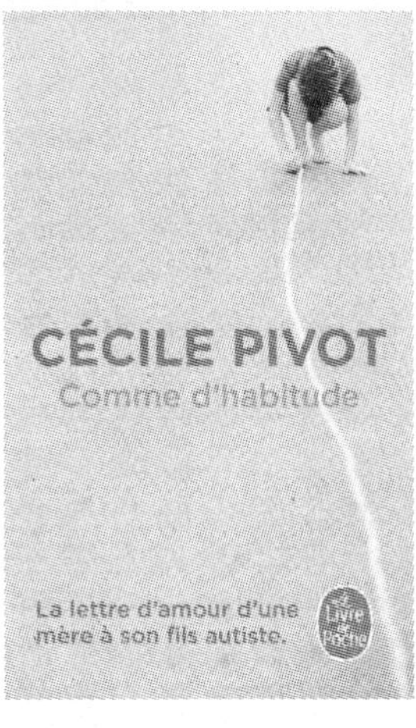

PAPIER CERTIFIÉ

Le Livre de Poche s'engage pour l'environnement en réduisant l'empreinte carbone de ses livres. Celle de cet exemplaire est de :
150 g éq. CO_2
Rendez-vous sur www.livredepoche-durable.fr

Composition réalisée par PCA

Achevé d'imprimer en France par
CPI BRODARD & TAUPIN (72200 La Flèche)
en octobre 2024
N° d'impression : 3058806
Dépôt légal 1re publication : novembre 2024
LIBRAIRIE GÉNÉRALE FRANÇAISE
21, rue du Montparnasse – 75298 Paris Cedex 06

44/7039/2